# 1日で 新しい歯を 取り戻す 奇跡の インプラント

オールオン
フォーが変える
あなたの未来

All on 4



なかの歯科・
矯正歯科クリニック
院長 中野浩輔

# はじめに

なかの歯科クリニックは、岡山県岡山市北区にある総合歯科医院です。

「待たせない」「痛くしない」「よく説明する」をモットーに、1992年の開院以来、地域の方々の口腔健康をサポートしてきました。12台のチェア、8名のドクター（常勤6名・非常勤2名）、20名の歯科衛生士を擁する大規模な体制を整えています。

診療科目は多岐にわたり、特に、インプラントやオールオンフォーなどの先進的な治療に力を入れています。これまで、インプラント治療は32年間で約13000本、オールオンフォー治療は中四国ナンバー1の症例数で、これまで16年間で治療した症例数は約400ケース以上になります。

オールオンフォーは、多くの歯を失った方のために開発されたインプラント治療法です。歯がボロボロ、グラグラでほとんど噛めなくなってしまった方々にとって、最後の砦とも言われます。注目すべき特徴の一つは、手術当日に仮歯を装着できることです。つまり、治療をはじめた日のうちに、やわらかいものであれば新しい歯で噛めるようになります。
インプラント治療の中でも非常に革新的で多くの患者様にとって理想的な治療法として注目されていますが、オールオンフォーに取り組んでいる歯科医院自体が少なく、当院で治療を受けるために、中四国地方はもちろん、九州地方や北陸方面から飛行機で来院される方もいらっしゃいます。

オールオンフォーについては、まだ知られていない部分も多く、治療を受ける上で不安を感じる方も多いでしょう。そこで私は、この治療法に関する知識を分かりやすく伝えるために本書を執筆することにいたしました。

本書では、オールオンフォーがどのような治療法か、どのような症例に向いているのか、そしてそのメリットやデメリットについても詳しく解説し、正しい理解を広めることで、患者様が最適な治療を選択できるようサポートしたいと考えています。

また、オールオンフォーに興味がある患者様からよくいただく質問や不安に対する回答についてもまとめました。例えば、「手術は痛いのか？」「どれくらいの期間がかかるのか？」といった具体的な質問にも丁寧にお答えしています。

できるだけ専門用語を避け、シンプルで分かりやすい言葉を選んで解説していますので、私のエピソードとともに気軽に読んでみてください。

また、各種ＳＮＳでは、診療についてだけでなく、スタッフの日常などもご紹介しています。ぜひご視聴ください。

YouTube

Instagram

X

TikTok

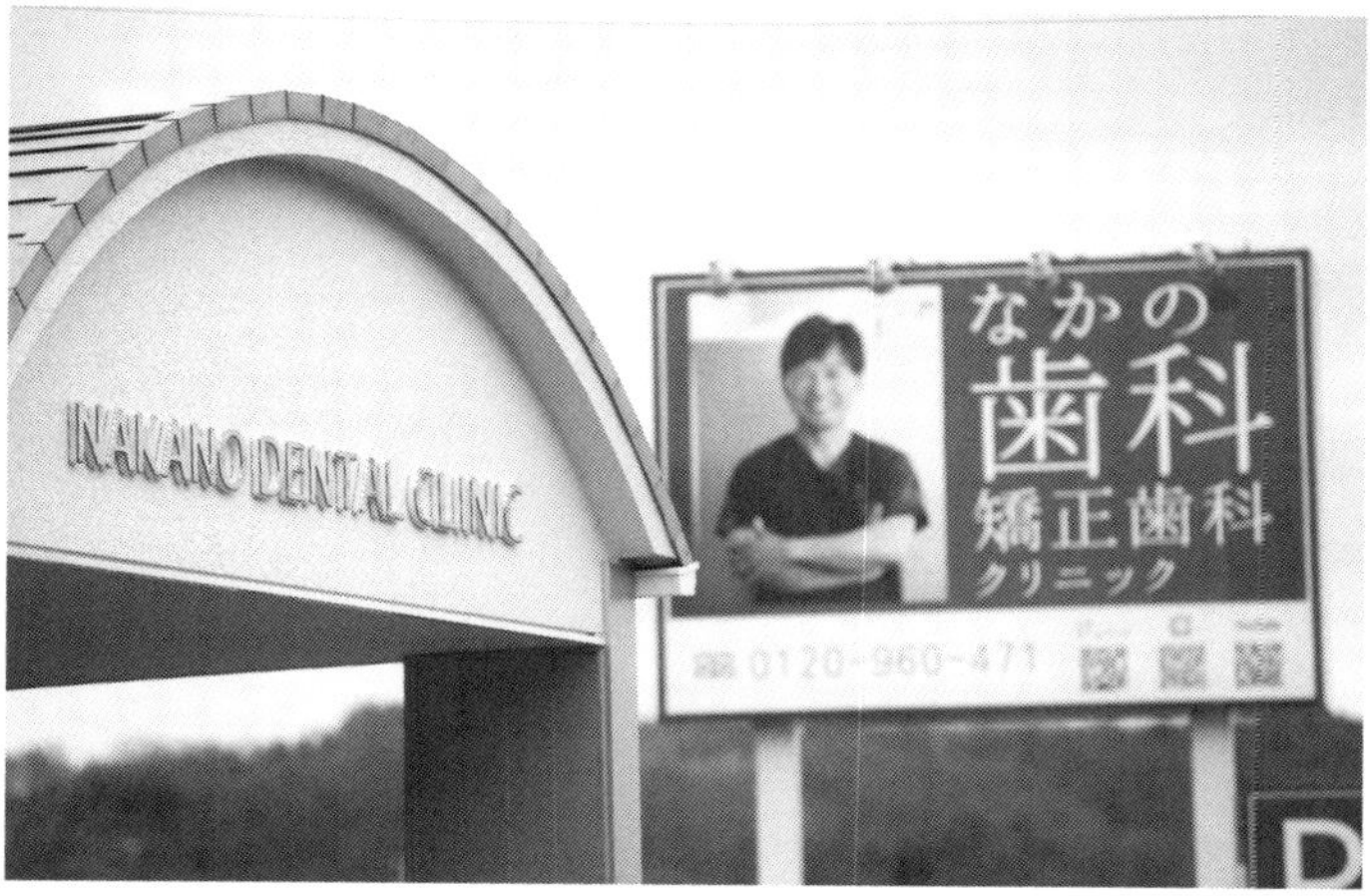


岡山市にある、なかの歯科矯正歯科クリニックです

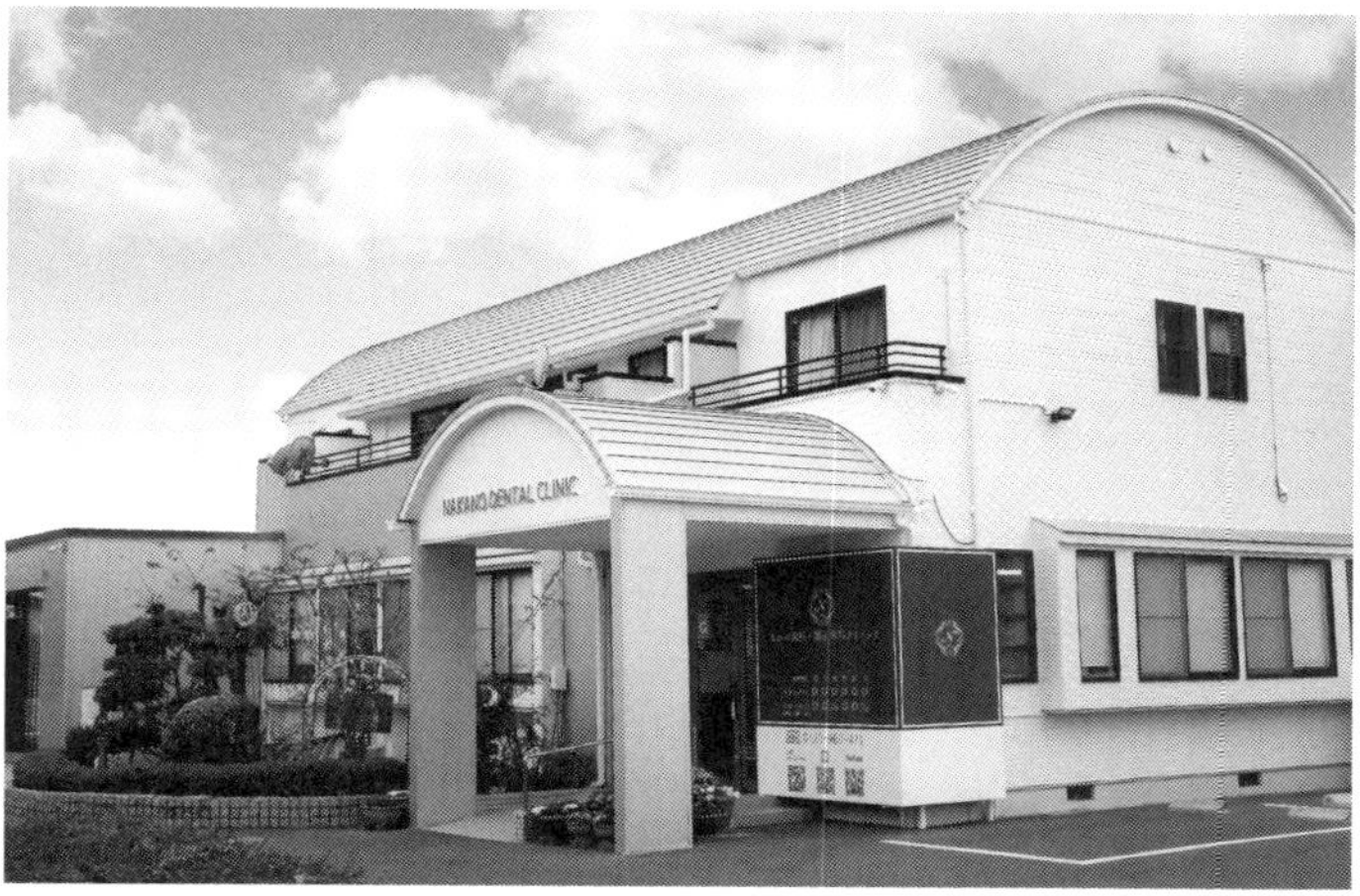


なかの歯科矯正歯科クリニックの外観です

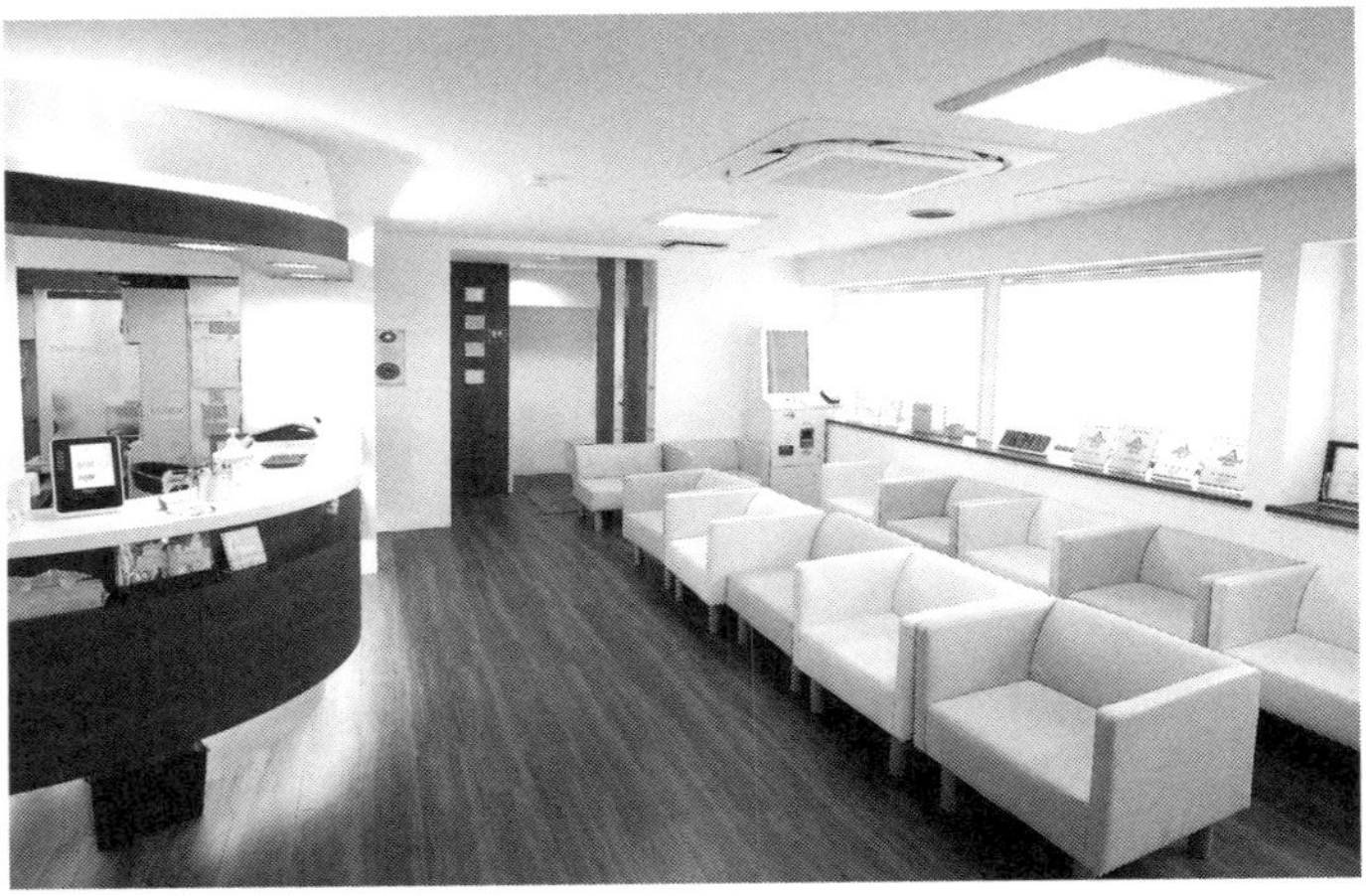
当院の待合室です

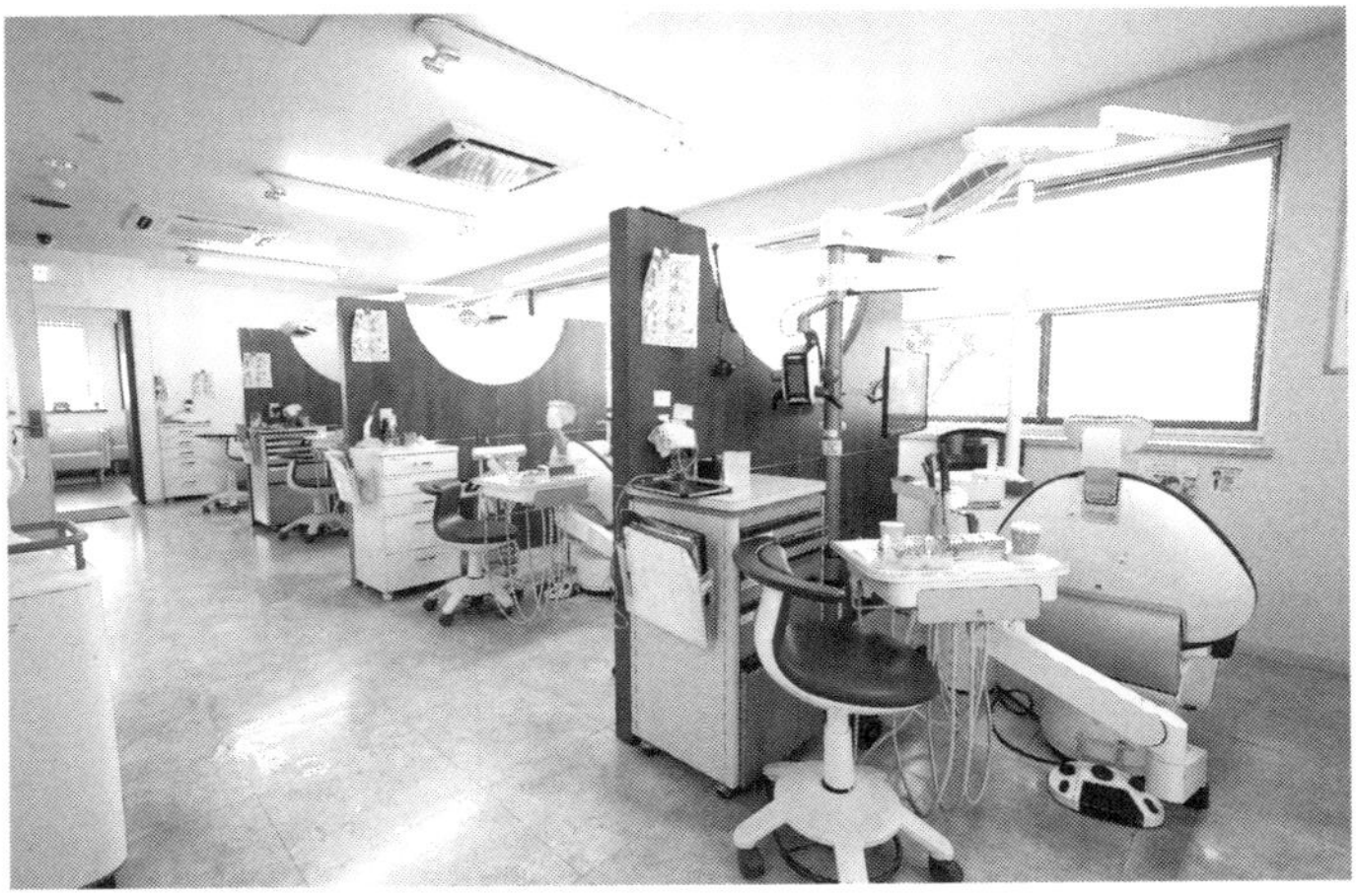
当院の診療室です

# 目次

序章

# 私が歯科医になった理由

## 祖母との思い出　～入れ歯治療への原点～

私は幼い頃から虫歯が多く、祖母に連れられて頻繁に歯医者へ通っていました。歯科医となった今、スタッフの前で口を開けると、「院長、そんなに歯が悪かったんですか？」と驚かれます。私の歯は、銀歯治療の跡だらけなんです。

祖母は私よりも深刻な歯の悩みを抱えていました。かなり若い頃から総入れ歯になっていたのです。しかもつくった総入れ歯がなかなか合わず、調整のために何度も歯医者に通わなければいけませんでした。祖母の通院には私もよく付き添っていました。

ある夏休みの日、小学校3年生だった私は、いつものように祖母に付き添って歯医者へ行きました。その日の出来事が、私の人生を大きく変えたのです。50年以上経った今でも、忘れることはありません。

待合室で待っていると、治療を終えた祖母と院長先生が診察室から出てきました。そこで、院長先生は祖母に向かってひどい言葉を投げかけたのです。

「あんたのあごは特別に出来が悪い。もううちには来んでくれー！」

「見てみろ。うちはこれだけたくさんの人が待っとる。もっと暇な歯医者に行ってくれー！」

大勢の人の前で恥をかかされて、普段は感情をあまり表に出さない祖母の顔が、みるみる紅潮していくのがわかりました。祖母と私は、逃げるように待合室を出ました。

帰り道、自転車を二人で押しながら歩いていると、祖母の頬を大きな涙が幾つも伝っているのが見えました。私は何も言葉をかけることができず、ただ黙って歩き続けました。その時の祖母の姿は、今でも鮮明に覚えています。歯科医師からの冷たい仕打ちと、それに耐える祖母の姿は、私の心に深く刻まれることとなりました。

この経験が、歯科医師を志すきっかけとなったのです。「入れ歯の上手な歯科医」「患者様と対等の立場で決して偉そうにしない歯科医」そして「優しくて腕のいい人間味のある歯科医」になろうと心に決めました。

私の家は共働きではありましたが、決して裕福な家庭ではありませんでした。6年制の歯学部に進学するなら、私立大学は当然無理。国立大学であっても、自宅から通えない県外に出ることは金銭的に無理だとあきらめていました。

しかし、私が高校生のときに、地元の岡山大学に歯学部が新設されることになったのです。天からの啓示だと思いました。私は迷わず岡山大学歯学部を目指し、幸運にも合格。岡山大学歯学部2期生として入学することができました。

私の歯学部への入学を誰よりも喜んでくれたのは祖母でした。

歯学部6年生になると、患者様に接する実習教育がはじまります。その中で、実際に患者様の入れ歯をつくる実習がありました。その患者様として、私は祖母を指名しました。こうして、私が生まれてはじめてつくることになった入れ歯が、大切な祖母の入れ歯だったのです。

当時、第2補綴《ほてつ》科のS教授のコンパウンドという材料を使っての入れ歯の型取りは見事なもので、名人芸と呼ばれていました。その教室のN先生が私の教官となり、祖母の入れ歯づくりは進んでいきました。

コンパウンドを使って型をとり、噛み合わせをとり、試適して完成させていきます。通常よりかなり長い期間がかかりましたが、N先生の助けもあって、無事、私の初めての入れ歯が完成しました。綺麗に研磨を終えた入れ歯が出来上がったとき、歯学部の地下にある実習室で、深夜に「やったー！」と大きな雄叫びを上げたものです。

私がつくった入れ歯を、祖母の口の中に装着する日が来ました。まず上の入れ歯を入れて、緩くないか、落ちてこないか、痛いところはないか、噛み合わせはどうかなど、全ての項目をゆっくりと審査しました。

そこで困ったことが起きました。私が「どこか痛いところはありますか？」と聞くと、祖母は必ず「どこも痛くありません！」と笑顔で答えるのです。そんなはずはありません。だって経験のない学生がつくったはじめての入れ歯です。至らない点はたくさんあったはずなのです。しかし祖母は最後まで一度も痛いとは言いませんでした。

N先生と数回の調整を終えて、最後はS教授に診査してもらいました。歯学部の6年生の最後には教授診という診査を必ず受ける必要があったのです。

S教授は祖母に聞きました。「入れ歯の具合はいかがですか？」祖母は満面の笑みを浮かべて言いました。

「調子いいです、何でも噛めます！」

私の教授診はすぐに無事に終わりました。祖母の優しさと、私を思う気持ちが痛いほど伝わってきました。祖母は私の将来を考え、決して不満を口にしなかったのです。この経験は、私の歯科医師としての道を歩む上で、大きな原動力となりました。

## 歯科医師としての成長　～挫折と向上心～

卒業後、私は岡山大学歯学部歯科補綴《ほてつ》学第1講座の医局へ入局することになりました。補綴とは歯を失ったところに、歯の被せ物や入れ歯を入れる学問のことで、当時第1補綴科の教授はY先生でした。卒業後このY教室に研究生として残った私は、すぐに先輩の先生と共に入れ歯の研究に取り組みました。その研究結果を日本補綴歯科学会で発表し、論文も学会誌に掲載されました。

しかし、実際の臨床では失敗と苦労の連続でした。ある時、女性の「総入れ歯」の調整をおこなうことになり、何度も何度も調整をするのですが、なかなか患者様の痛みをなくすことができません。しまいに患者様は怒ってしまって、「担当の先生を変えて下さい！」と面と向かって言われてしまったのです。私の腕の未熟さが原因なのはあきらかでしたが、とてもショックを受けたことを覚えています。

この経験をきっかけに、大学だけでなく、休みの日に入れ歯の講習会を受けはじめました。当時、入れ歯の大家と呼ばれる先生の多くが講習会を開催されていたのです。研修医でお金がなかった私は、食費を切り詰めて大阪や東京で開催されていた講習会に参加しました。

これらの講習会で学んだことは、単なる技術だけではありません。患者様一人ひとりの口腔内の状態や生活習慣、さらには心理的な側面まで考慮に入れた総合的なアプローチの重要性を学びました。また、ベテランの先生方の患者様への接し方や、細やかな配慮にも大いに刺激を受けたのです。

そのような学びを実践に活かそうと、患者様とのコミュニケーションにも力を入れました。単に症状を聞くだけでなく、生活背景や入れ歯に対する不安、期待までも丁寧に聞き取るよう心がけ、それらの情報を入れ歯の設計や調整に反映させていったのです。

技術は一朝一夕に身につくものではありません。その後も何度も失敗を重ね、患者様に申し訳ない思いをすることもありました。その都度、祖母との約束を思い出し、諦めずに前に進む勇気をもらいました。「入れ歯の上手な歯科医」「患者様と対等の立場に立つ決して偉そうにしない歯科医」「優しくて腕のいい人間味のある歯科医」になるという幼い頃の決意が私を支えていたように思います。

そうして経験を重ねるうちに、私の入れ歯の技術も徐々に、本当に少しずつですが、向上していったように思います。そして卒業して大学の補綴科に在籍して数年経った頃、文部教官助手になっていた私は、祖母の２つ目となる入れ歯をつくることになりました。はじめての時とは違って、全ての工程はスムーズに進み、１ヶ月で新しい入れ歯が完成しました。祖母が２つ目の入れ歯を喜んでくれたことは言うまでもありません。この時も祖母は決して痛いなどの文句はひと言も口にしませんでした。

祖母の変わらぬ愛情と信頼を感じると同時に、他の患者様も同じような思いで入れ歯を受け取っているのではないか、遠慮して言えないことがあるのではないか……そんな思いが湧き上がってきたのです。患者様の立場で考えることができていただろうかと。

これまで、自分が経験した挫折や、それを乗り越えるためにおこなった努力について若い歯科医師たちにも伝えてきました。技術的なことだけでなく、患者様との信頼関係の築きかたや、困難に直面したときの心構えも重要だということがよくわかったからです。

私の歯科医師としての成長は、七転び八起きです。たくさんの患者様との出会いの中で、成功と失敗をくり返しながらここまできたように思います。優しくて腕のいい人間味のある歯科医でありたいという思いを、ずっと大切にしています。

## 患者様に寄り添う入れ歯治療　～祖母の想いを胸に～

明治生まれの祖母は、体は丈夫で大きな病気もしないまま年を重ねていきましたが、90歳を過ぎた頃、骨折をきっかけに急激に体調が悪くなりました。数年間母が自宅で介護していましたが、完全に寝たきりになり、高齢者施設でお世話になることになりました。

その頃になると、こちらの問いかけにほとんど反応できなくなり、口から物を食べることすらできなくなっていました。しかし祖母のベッドの横には必ず入れ歯の容器が2つ置かれていました。私がつくった2つの入れ歯です。ただ容器に入れられているだけで、祖母の口の中に入れられることはありませんでしたが、それでも寝たきりになってからの5年間、必ず祖母のベッドの横には2つの入れ歯の容器が置かれていました。

その後、入れ歯の講習会で「超精密入れ歯」に出会いました。

この超精密入れ歯は、それまでの入れ歯づくりと根本的に違っていたところがあります。それは全工程が大きく分けて4つのパートになること。その4つのパートをしっかりと押さえれば、今までよりかなりレベルの高い良く噛める、適合の良い、よく話せて大きく笑うことができる入れ歯が完成します。

また、一度仮の入れ歯をつくって、それを調整して全ての情報を新しい入れ歯に取り込むことを併用すれば、もっと素晴らしい入れ歯が完成することも学びました。それまではどうしても入れ歯の樹脂の重合という操作でわずかな歪みが生じていたのですが、特別なシステムを使うことで、ほとんど歪みなく入れ歯をつくることが可能になっていました。

この「超精密入れ歯」のことをもっと早く知っていれば、祖母に3つ目の入れ歯をつくることができたのに……と私は大変後悔したものです。

祖母が他界してから数年が経ち、私は地元岡山で自分の歯科医院を開業しました。「なかの歯科クリニック」の看板を掲げた日、祖母に誓った約束を改めて心に刻みました。この医院で、患者様に寄り添う治療を実践していくことを決意したのです。

それでも開業当初は、さまざまな困難に直面しました。新しい医院の経営、スタッフの教育、そして何より患者様の信頼を得ることの難しさ。これらの課題に向き合うたびに、祖母との約束を思い出し、勇気づけられました。「入れ歯の上手な歯科医」「患者様と対等の立場に立つ決して偉そうにしない歯科医」「優しくて腕のいい人間味のある歯科医」。この理想像を常に心に留め置き、日々の診療に取り組みました。

私が特に力を入れたのは、患者様一人ひとりに合わせたオーダーメイドの入れ歯治療です。入れ歯は単なる「物」ではなく、患者様の生活の質を大きく左右する「パートナー」だと考えています。そのため、患者様の口腔内の状態だけでなく、生活習慣、食事の好み、会話の頻度など、あらゆる面から情報を収集し、最適な入れ歯をつくるよう心がけています。

また、入れ歯の調整や修理にも特別な注意を払っています。祖母が経験したような屈辱的な体験を、私の患者様には決してさせたくないからです。どんなに些細な不具合でも、患者様の声に真摯に耳を傾け、迅速かつ丁寧に対応するよう心がけています。時には診療時間外でも対応することがありますが、患者様の笑顔を見ると、疲れも吹き飛びます。

入れ歯治療において、技術的な側面は確かに重要です。しかし、それ以上に大切なのは、患者様との信頼関係だと私は考えています。祖母が最後まで痛みを訴えなかったように、多くの患者様は、遠慮して本当の気持ちを伝えられないかもしれません。だからこそ私は常に患者様の表情や態度、何気ない会話から、真のニーズや不安を読み取るよう努めています。

このような私の診療方針は、スタッフにも浸透していきました。受付での丁寧な対応、歯科衛生士による細やかなケア、そして歯科技工士との緊密な連携。全てのスタッフが「患者様に寄り添う」という理念を共有し、チームとして最高の治療を提供できるよう努めています。

## オールオンフォーを学ぶきっかけになったと患者様との出会い

今から25年ほど前のことです。とある60代前半の女性の患者様と出会いました。この出会いが、「全体インプラント治療＝オールオンフォー」の大切さを知るきっかけです。

その患者様は、上の歯が総入れ歯で、下の歯は一部自分の歯と古いタイプのインプラントが入っている状態でした。私は精一杯頑張って新しい総入れ歯をつくったのですが、患者様は取り外しができる入れ歯そのものに抵抗があるようでした。

しかし、その患者様の上顎《じょうがく》の骨はかなり薄くなっていて、前歯の部分はほとんど骨がなくなっていたのです。奥歯の方も上顎洞が広がって、骨が足りない状態。当時の私の技術では、満足のいくインプラント治療はできないと判断しました。

そこで、患者様には紹介状を持って大学病院の口腔外科へ行っていただきましたが、そこでも難しいと言われる始末。それでもあきらめがつかず、アメリカに可能性のある専門医がいるかもしれないと聞いて、患者様はアメリカまで治療を受けに行くことを決めたのです。

結局、患者様はアメリカで１２００万円以上かけて上の歯のインプラント治療を受けました。しかし、後に重い炎症を起こしてしまい、何本かのインプラントを抜かないといけなくなってしまったのです。その後、体調も悪くしてしまったそうで、いつしか来院されなくなってしまいました。

この経験から、私は安心で安全な治療をして、患者様の生活の質を良くすることがどれだけ大切かを改めて強く感じました。そのインプラント治療をおこなったのは私ではありませんでしたが、結果に対して申し訳なく思う気持ちでいっぱいになりました。全ての歯を失った方が受ける全体インプラント治療である「オールオンフォーの技術をしっかりと身につけよう！」と決心したのです。

この出来事がオールオンフォーの重要性を学ぶきっかけであると同時に、もっと良い歯科治療を目指そうという気持ちを強くしてくれました。努力の甲斐あって、今では、骨が少ない患者様にも対応できる治療法を身につけています。

# 第1章

# 歯を失った方が抱える課題

歯は、人が生きる上で非常に重要なものです。歯を失えば、その後の生活や健康にも大きな影響を及ぼします。それは単に「食事がうまくできない」という問題だけではありません。見た目や発音、口臭などが気になり、周囲と上手くコミュニケーションが取れなくなったり、食事が偏ることで病気を引き起こしたり。さまざまな影響があるのです。

また、そういった面から歯以外の部分にも負担がかかり、医科の治療費が増加するという研究結果も出ています。

一方で、欠損した歯の治療法はたくさんあるものの、どれも天然歯のようにはいかず、せっかく治療をしてもストレスを抱えながら生活する方は少なくありません。

## 歯の欠損は心身の健康にも影響する

歯を失った方は、生活をする上で多くの課題を抱えています。人生１００年時代と言われますが、１００年間、歯を健康に保てる方はほとんどいません。40代、50代から歯に関する悩みを抱える方もたくさんいらっしゃいます。１００歳まで生きるとしたら、その先50年も悩みを抱えて過ごさなければいけないということです。

オールオンフォーの費用は決して安いものではありませんが、今後何十年、快適な生活を送るための投資と考えれば、費用対効果は高いのではないでしょうか。

年をとるごとに、「美味しいものを食べること」が一番の楽しみになるという話をよく聞きます。私もそうです。毎日笑顔で食事を楽しむ、そんな生活を、オールオンフォーで取り戻していただきたいと思っています。

歯の欠損は心身の健康にも多大な影響を及ぼします。

## ① 見た目への影響

歯を失うと、あごや輪郭も変化します。特に、前歯のように口から見える部分である場合、失うと顔のバランスを崩し、審美的な面でも大きな影響があるでしょう。入れ歯やブリッジなどの治療法では、かえって不自然になるケースもあり、自信を失って、心身の健康にも影響を及ぼす可能性があります。

## ② 食事や栄養への影響

歯を失うと、食事が楽しめなくなります。また、噛むことが難しく、硬い食べ物や肉などの食品を避けるようになり、栄養が偏ってしまいます。麺やパンなど、あまり噛まずに食べられるものばかりを好んで食べていると、健康的にもよくありません。

## ③ 発音やコミュニケーションへの影響

歯は言葉を発する際にも重要な役割を担っています。前歯や側面の歯を失ってしまうと、うまく発音できず、周囲とのコミュニケーションにも影響が出るでしょう。また、歯周病などによって口臭が悪化してしまうと、人と向き合って話すことに自信がもてなくなってしまいます。

## ④ 心理的影響

①〜③のような影響を受けることで、心理的なストレスや抑うつ感を引き起こすケースもあります。人に会うのが億劫になり、引きこもってしまう方もいます。

このように、「歯」は食べることはもちろん、自尊心を保ち、自分を大切にするためにも重要なものです。歯を失うことは、日常生活のあらゆる場面で心身の大きな負担になるのです。

## 歯のない方は医療費が高額になる

兵庫県歯科医師会の調査によると、残っている歯の本数と反比例して医療費が高額になるという結果が出ました。これは、歯の治療費に限ったことはありません。

歯が少ないことで咀嚼《そしゃく》数が減って認知症を加速させたり、食生活が偏ることで生活習慣病を発症したりと健康への影響もでるからです。さらには脳梗塞や循環器系の疾患、肺がんなどのリスクが高くなるとも言われています。

一方、インプラントなどで歯の治療をおこなうと、一時的な治療費はかさむものの、長期的に見ると7～8％程度医療費が減少するという調査結果もあります。このように数字として表されると、「歯がない」ということが心身に与える影響がよく分かりますね。

## 完全な治療の難しさ

硬いものやよく噛まなければならないものも抵抗なく食べるためには、最低でも20本の歯が必要といわれています。日常生活で不便をしないためには、失った歯を補填《ほてん》する治療が必要です。

一般的に、失った歯の治療法としてあげられるのは次のものです。

・差し歯（かぶせ）
・ブリッジ
・入れ歯
・インプラント

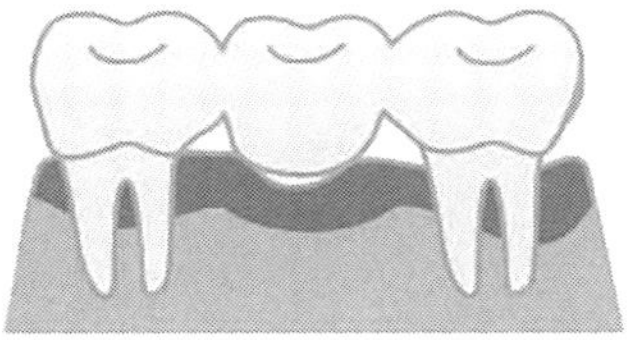
ブリッジ

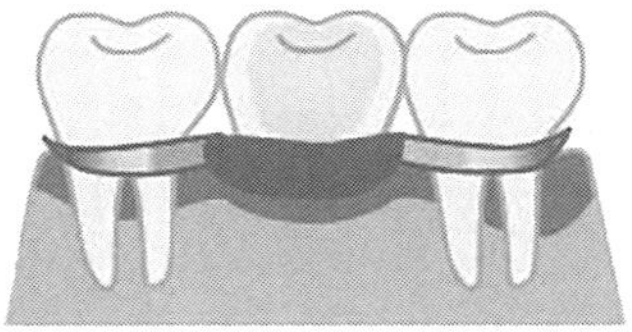
入れ歯

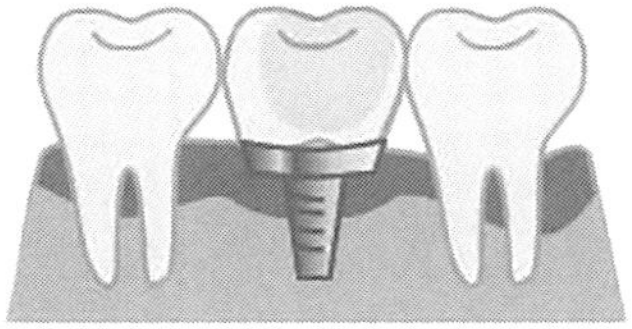
インプラント

インプラント以外は保険適用で治療が可能ですが、機能面や審美《しんび》面では課題が山積みです。治療を施しても天然歯のようにはいかず、ストレスを抱えている方は少なくありません。

それぞれの治療の概要とメリット・デメリットについてみていきましょう。

## ①差し歯（かぶせ）

歯を抜かず、自身の歯の根に土台を立ててその上にクラウン（＝人工の歯）を差し込む治療です。この治療では、自身の歯の根が残っていなければいけません。

土台とクラウンを別々に二重構造とするのが一般的で、歯茎より上の歯冠《しかん》の一部を削って穴をあけ、軸を立ててその上からクラウンをかぶせます。

自身の歯の根を利用するため、噛む際にそれほど違和感が出ないのが大きなメリットです。

一方で、差し歯自体が変色したり、歯茎が黒く変色したりするデメリットもあります。また、加齢とともに歯茎が下がってくると差し歯が合わなくなり、付け替えが必要になります。最も大きなデメリットは、歯の根がなくなると差し歯の治療ができなくなるという点です。

## ②ブリッジ

歯のない箇所を、両側の歯から橋渡しする形で補填する治療法です。抜歯後に、両隣の歯を土台にして橋をかけるように金属などで繋ぎ、一体化した上で人工の歯を取りつけて人工セメントで固定します。

天然の歯に比べれば噛む力が劣るものの、入れ歯のように取り外す必要がないため、比較的違和感は少ないでしょう。

しかし、ブリッジでは土台となる歯が必要なので、一番奥の歯を失った場合や連続した歯を何本も抜歯した場合には適用できません。あくまで、少ない本数の歯を抜歯した場合に施される治療です。

また、ブリッジをおこなう場合、土台となる歯の一部を削らなければいけません。一度削ると歯を守っているエナメル質が失われ、虫歯になりやすくなります。さらに、ブリッジの歯で噛むと土台になっている天然歯に大きな負担がかかります。

ブリッジをした数年後には、健康だった両隣の天然歯が虫歯になったり欠けてしまったりと、犠牲になるリスクがあるということです。そのため、最近では、歯を失った場合はインプラント治療が一般的になっています。

## ③入れ歯

多くの歯を失ってしまった場合、それを補填する取り外し可能な義歯をつくる治療です。一部の歯を補填するものを「部分入れ歯」、すべての歯を補填するものを「総入れ歯」といいます。

部分入れ歯は、歯がない部分の型を取り、ピンク色の土台と人工の歯を作って、クラスプと呼ばれるバネのような留め具で装着します。

一方、総入れ歯は歯茎全体の形を取って義歯床《ぎししょう》をつくり、口蓋《こうがい》と歯茎に密着させて装着します。この義歯床は吸盤のように粘膜にくっつく仕組みになっています。

入れ歯は、欠損具合によらず装着することができ、比較的値段も安価なため、多くの方が選択をします。しかし、入れ歯は完全に安定することがなく、「違和感がある」「痛い」「食べ物が詰まる」「吐き気がする」など多くの課題を抱えています。

また、噛む力は天然歯の2割程度しかないとされ、歯があったときのように食事をするのは難しいでしょう。

## ④インプラント

インプラントは、歯の欠損部分に人工の歯根《しこん》を埋め込み、あごの骨歯槽骨《しそうこつ》に固定した土台に人工の歯を装着する治療法です。

インプラントであれば、入れ歯のようにつけ外しをする必要はありません。また、安定感が高く、噛む能力も見た目も天然歯とそれほど変わらないため、欠損した歯を補填する治療としては最もメリットの大きい治療といえるでしょう。

一方で、歯のほとんどが欠損している場合、すべての歯をインプラントにする従来の全体インプラント治療では600~800万円と、かなり高額な費用がかかります。完成までの期間も長く、1年以上かかることがほとんどです。

また、あごの歯に固定できるほどの耐久力がないと、そもそもインプラント治療ができないことがあります。すべての歯が欠損している場合、従来のインプラント治療が難しいのです。

これを解決したのが、新しいインプラント手法「オールオンフォー」なのです。

次章以降では、この「オールオンフォー」について詳しく解説します。

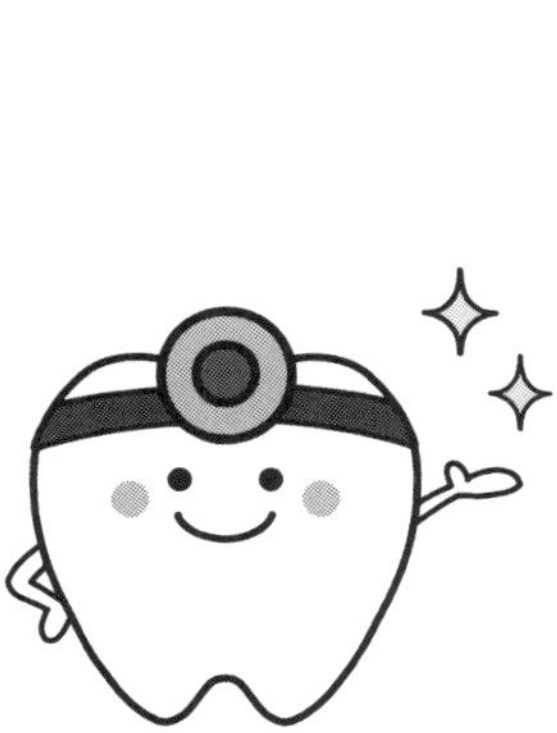

## ちょこっとコラム

## 「いい歯科医の見つけかた」

県外にお住まいの患者様から「○○市でいい歯医者さんはいませんか？」と聞かれることがよくあります。その近辺でおすすめの先生がいらっしゃれば紹介できるのですが、そう簡単に見つかるものではありません。

もう一つ聞かれるのが「いい歯医者さんの見つけかた」です。これが結構難しいのですが、〝よくない歯医者の特徴〟はすぐにお伝えできます。

**【よくない歯医者の特徴】**

・ゴールデンタイムに診療室がガラガラ
・評判（口コミ）が悪い
・院内が不潔
・スタッフの態度が悪い
・詳しい説明をしてくれない
・料金体系が不明瞭

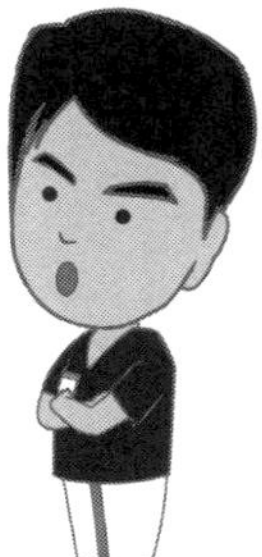

・すぐに自由診療をすすめる

最近では、インターネットや雑誌などに情報が溢れています。患者様が何を参考にすればよいか分からなくなるのも当然です。歯科医師である私が見ると、「これは誇大広告だろう」と思う情報も少なくありません。

また、雑誌などに「人気の歯科医院、第一位」などと掲載されていることがありますが、あれは高額な掲載料を支払えば、どの医院でも載せてもらえることがほとんどです。記者や読者が公正に審査した結果ではないということですね。

目に見える情報を頼ってしまう気持ちはよく分かります。しかし、歯はとても大切なもの。悪い歯医者にあたってしまい、取り返しのつかないことになるケースも少なくありません。

もし、選んだ歯医者が、先述した特徴に当てはまるのなら、治療を即決せず、ほかを探してみることをおすすめします。

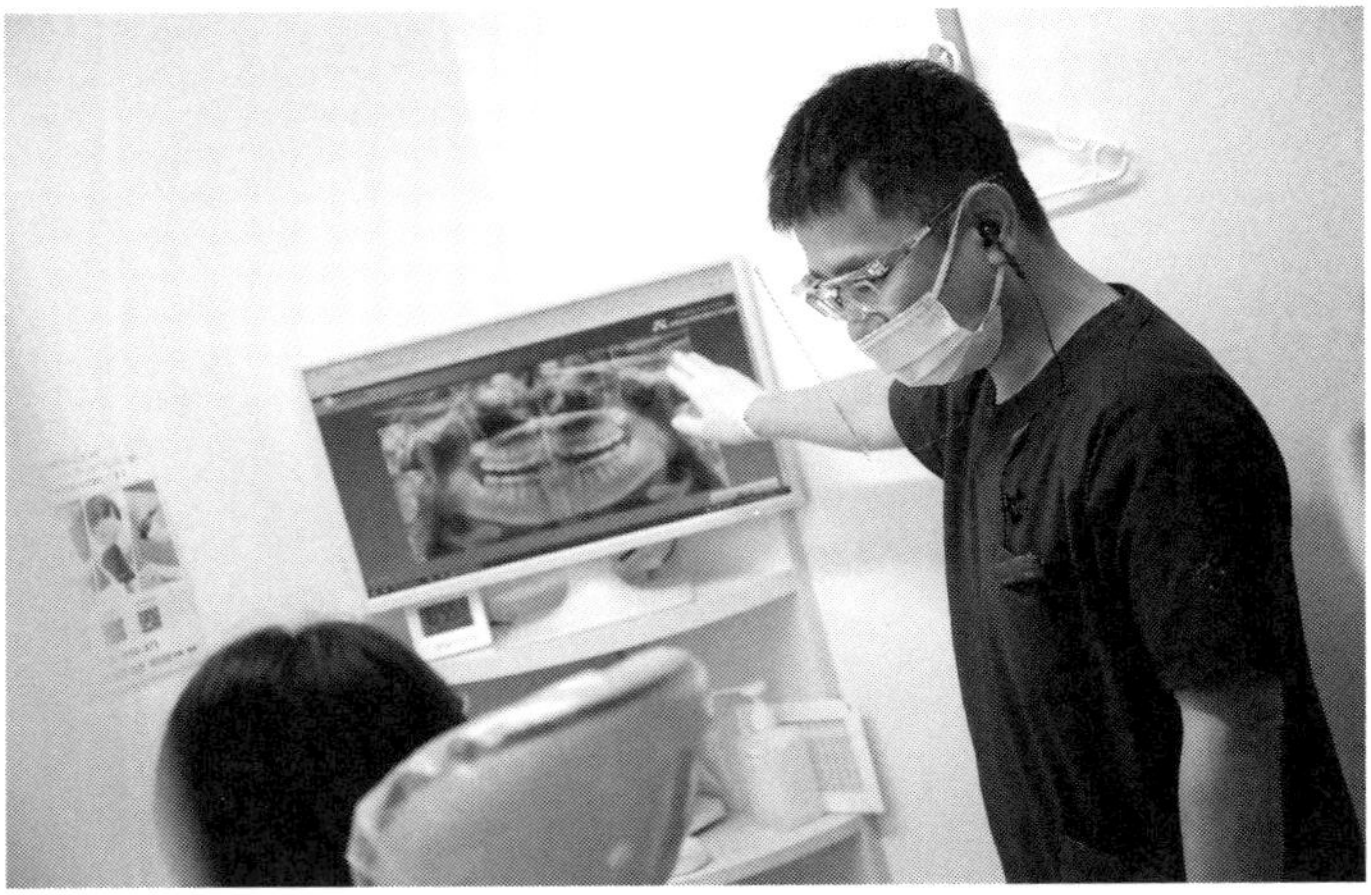

当院の Dr. の説明の様子です

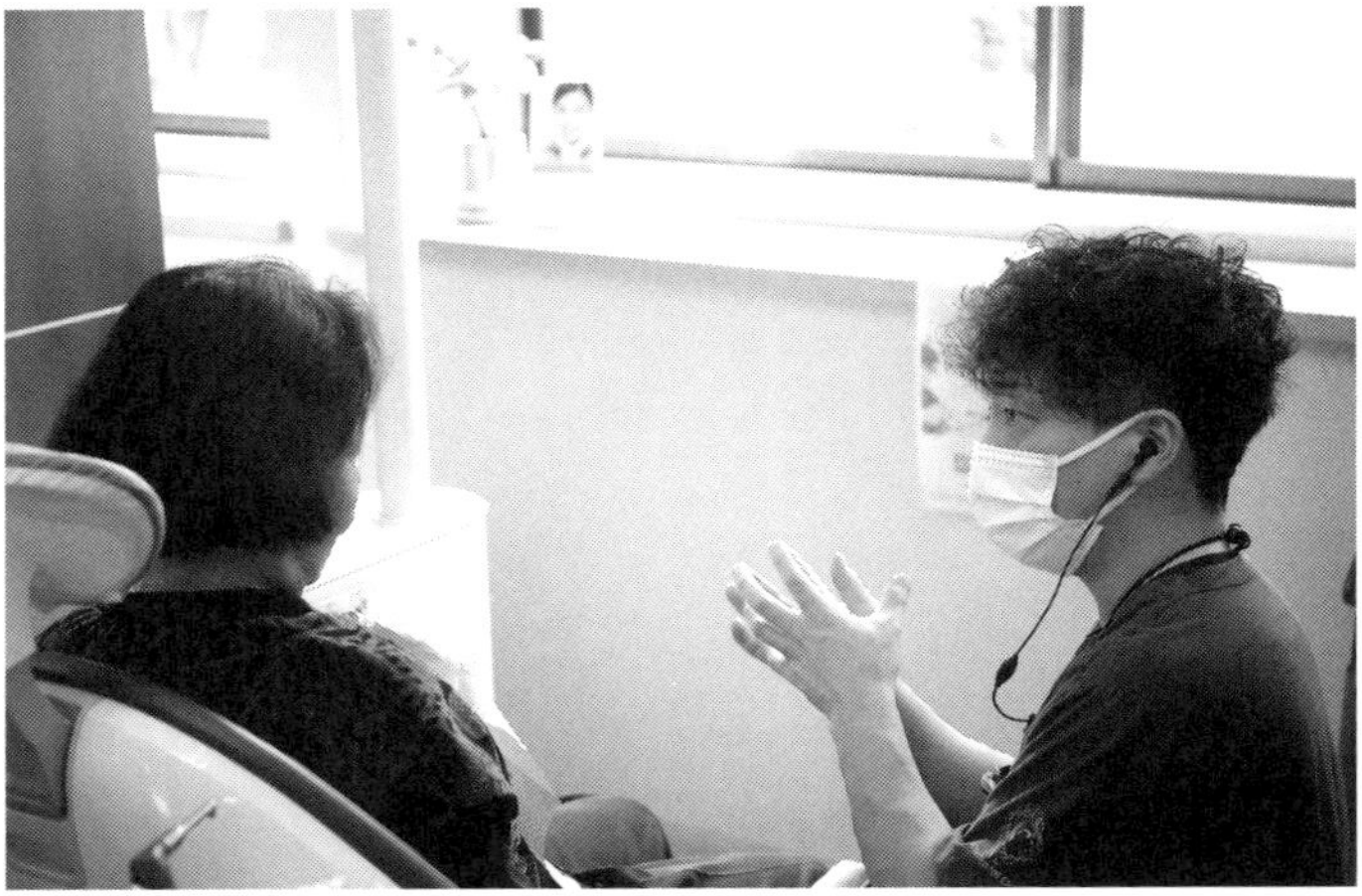

しっかりとした説明を心がけています

# 第2章

# オールオンフォーって何？ 驚きの新技術！

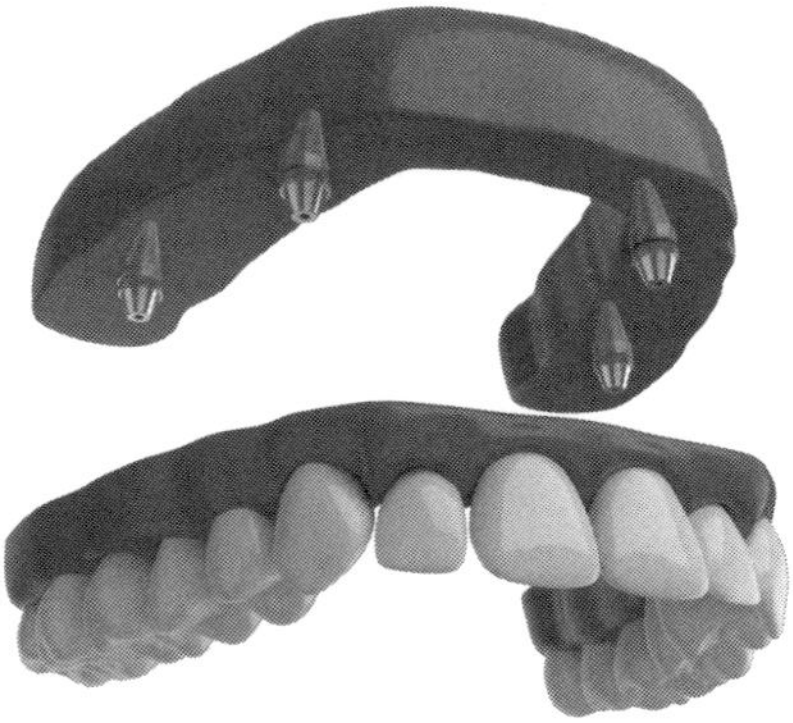

私が力を入れている治療法が「オールオンフォー（All-on-4）」です。オールオンフォーとは、前歯から奥歯まで一体になっているタイプのインプラントです。ポルトガルのリスボンにあるマロークリニックのパウロ・マロー先生が開発したもので、わずか4本（上顎の場合は4〜6本）のインプラントで12本の歯全体を支えることができます。

## オールオンフォーをわかりやすく解説

オールオンフォー治療は、従来のインプラント治療と比較して非常に革新的です。使用するインプラントの本数が4〜6本と少ないことから、1本ずつインプラントにする場合に比べて、費用を大幅に抑えることができます。

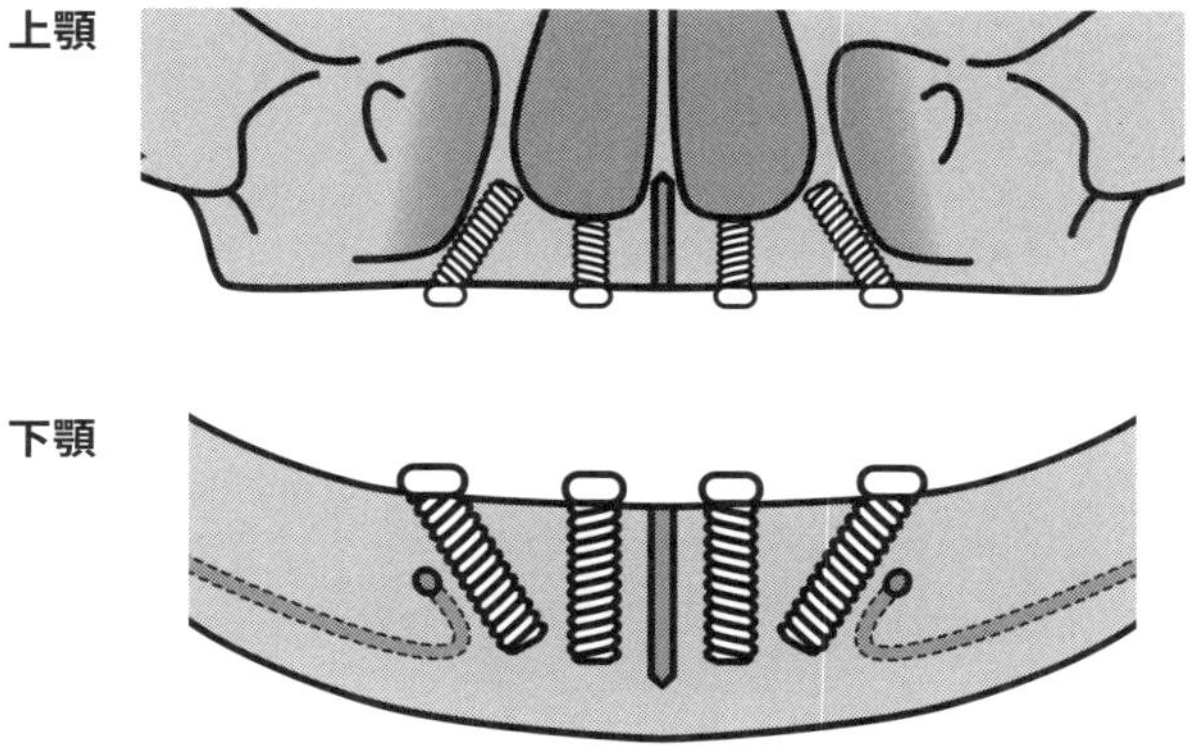


オールオンフォーの核心となる技術が、後方のインプラントを傾斜させて埋め込む「傾斜埋入技術《けいしゃまいにゅう》」です。この技術によって、骨量が不足している部位でも既存の骨を最大限に活用してインプラントを固定することができるのです。

また、大きな特徴として、「即時負荷」が可能という点があげられます。つまり、多くの症例では手術当日に固定式の仮歯を装着するので、手術直後から噛むことができるのです。

これは治療期間の短縮にもつながり、患者様の生活の質を迅速に向上させる重要なポイントと言えるでしょう。歯医者に通うのが苦痛という心身的な負担は大幅に軽減されます。

この治療は、歯がすべてない方やほとんど残っていない方、骨が痩せて入れ歯が合わない方、あるいは歯周病で歯がグラグラして噛めない方に適しています。

治療の流れとしては、まず術前のCT撮影で骨の状態を確認し、その後型取りをおこないます。手術時間は片顎のみの場合1～2時間程度、上下顎の場合は最大5時間程度かかることがあります。

手術後は骨とインプラントの結合を待つ期間が約3ヶ月あり、その後1～2ヶ月かけて最終的な歯の調整と装着をおこないます。オールオンフォー治療は、全ての歯を失った方や残存歯がほとんど機能しない状態の方にとって、希望をもたらす治療法なのです。

## 従来の全体インプラント治療とオールオンフォーどこが違うの？

「オールオンフォー」と従来の「全体インプラント」治療には、いくつかの重要な違いがあります。これらの違いを詳しく説明しましょう。

## 1　基本的な概念の違い

従来の全体インプラント治療は、基本的に歯の根っこと同じ方向にインプラントを埋入します。そのため、あごの骨がない場合は、上顎であればサイナスリフトやソケットリフトという方法、下顎《かがく》であればＧＢＲという骨移植の方法を併用します。

これに対し、オールオンフォーは、傾斜埋入と言って、奥の歯は30度から45度傾斜して長いインプラントを埋入します。

**サイナスリフト**

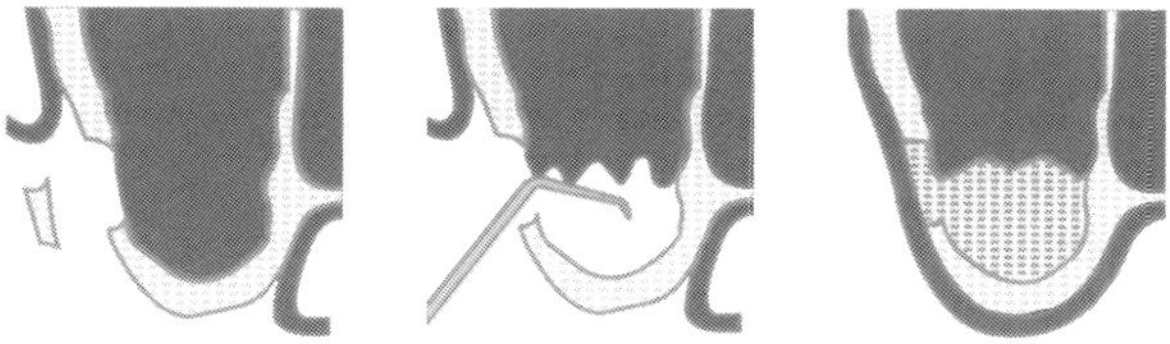

**ソケットリフト**

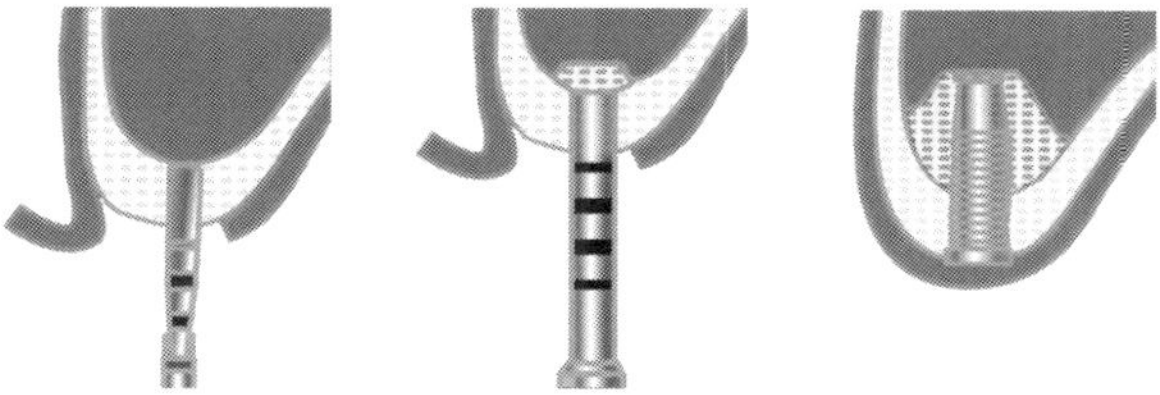

## 2 インプラントの本数

通常のインプラント治療では、片顎につき、8本から10本のインプラントが必要です。場合によってはもっと多くのインプラントを使用する先生もいらっしゃいます。

上下全ての歯を失った場合、20本のインプラントを入れることもあるのです。一方、オールオンフォーでは、上下全てを置き換える場合でも、合計8本のインプラントで済みます。これは、片顎あたり4本のインプラントを配置することで、全ての歯を支えることができるからです。

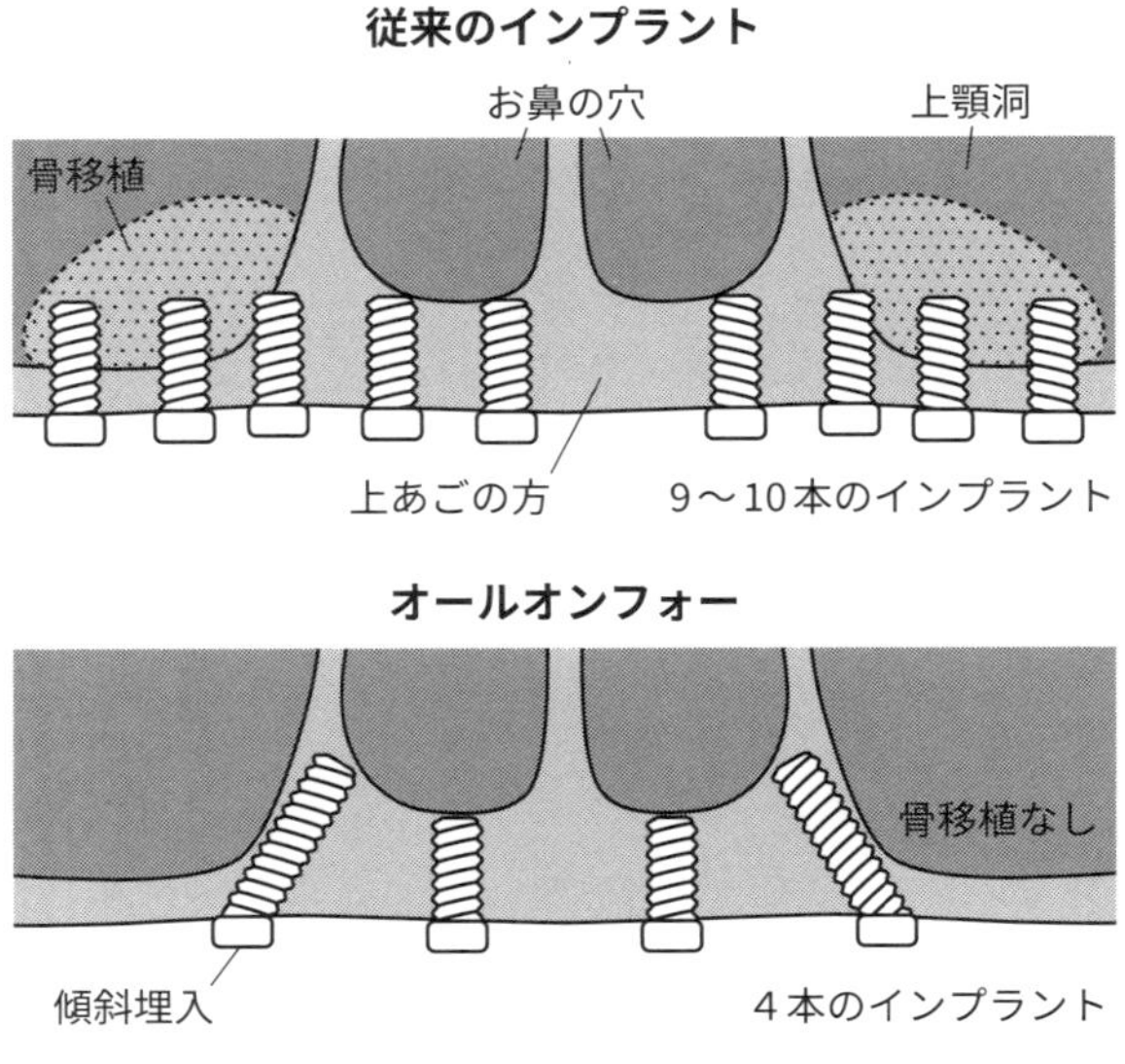

## 3 治療期間

従来の全体インプラント治療では、骨移植を併用する場合、まずは抜歯して骨の治りを数ヶ月間待ってから、サイナスリフトやソケットリフトという骨移植をおこないます。6ヶ月程度待って初めてインプラントの手術に入るため、治療完了までに1年以上かかることがあります。

しかし、オールオンフォーは抜歯とインプラント埋入を1日でおこない、なおかつ即時負荷が可能な技術を用いているため、多くの場合、手術当日に仮歯を装着し、当日から噛むことができます（当院の場合、1ヶ月間はソフトフードをすすめています）。

## 4 費用面での違い

従来の全体インプラント治療ではインプラント治療は本数が多く、骨移植が必要になると別途追加費用が必要なため、全体の費用が高額になります。片顎で600万円から800万円が相場です。

一方、オールオンフォーは使用するインプラントの本数が少ないので、インプラント自体の費用を抑えることができます。また、骨移植を避けられることが多く、手術費用も片顎250万円〜300万円と比較的低く抑えられます。

## 5　術後の腫れや痛み

術後の腫れ痛みは個人差が大きいのですが、従来の全体インプラント治療で骨移植を伴う場合、特にサイナスリフトという上顎に大きく骨を移植する場合は、術後はかなり腫れたり痛みが激しかったりする傾向があります。

オールオンフォーは1日で多数の歯を抜歯してインプラントを埋入するため、術後の腫れや痛みが辛いのではないかと心配される方が多いのですが、出血をコントロールしながら丁寧に手術をおこなえば、かなり抑えることが可能です。

## 6　骨移植の必要性

オールオンフォーは、骨量の少ない部分を避けて戦略的にインプラントを配置するため、多くの場合、骨移植を回避することができます。これにより、治療期間の延長を避けられる可能性が高くなります。

一方従来の全体インプラント治療では、顎骨《がっこつ》の量が不足している場合、骨移植手術が必要になり、治療期間の延長や費用の増加につながります。

## 7 メンテナンスの容易さ

従来の全体インプラント治療は、各インプラントの周りを個別に清掃・管理する必要があります。多数のインプラントがある場合、日々のケアが複雑になります。

オールオンフォーは、4本のインプラントで支えられた義歯全体をケアするのみ。メンテナンスが比較的容易で、長期的な口腔衛生の維持が簡単です。

## 8 生活の質への影響

従来の全体インプラント治療は、全ての処置が完了するまでに時間がかかり、治療の途中で入れ歯の使用を免れない場合が多くあります。治療途中の入れ歯使用は患者様にとってかなりの苦痛を伴います。

オールオンフォーは、手術当日から固定式の仮歯が入ることが多いため、入れ歯で不自由を感じる期間がありません。また見た目にも仮歯とはわからないようなきれいな歯に仕上がります。社会生活や食事の楽しみをすぐに取り戻すことができるのです。

もちろん、従来のインプラントにもメリットはあります。どちらを選択するかは歯科医師と相談しながら検討するのがよいでしょう。

## みんながオールオンフォーを選ぶ理由

オールオンフォーは、失われた歯を補うための効果的な治療法であり、多くの患者様にとって社会生活や食事の楽しみ、そして新たな人生をも取り戻すと言っても過言ではありません。従来の入れ歯やブリッジと比較しても、多くの利点をもたらします。

本物の歯に近い見た目と感触を取り戻すことができ、インプラントを使用して歯を固定するので、安定性と快適性の面でもすぐれています。入れ歯は安定性が低いことが多く、口内での違和感や不快感を覚える方が多いのです。

よく、入れ歯に物がはさまってうまく食べられない、食後のケアが負担という話を聞きますが、オールオンフォーはしっかりと固定されるので、硬い食べ物や粘りのある食べ物を含め、ほとんどのものを自由に食することができます。

口臭や口内の清潔さの維持という点でも、歯と歯の間の清掃が簡単で、口臭の原因となる細菌の繁殖を防ぎやすくするのです。

オールオンフォーは確かに初期投資と定期的なメンテナンスが必要ですが、一度治療を受ければ、長期間にわたって安定した歯が維持できます。入れ歯やブリッジは、定期的な修理や交換が必要な場合があり、そのたびに追加の費用と時間がかかります。長期的な観点では、費用対効果が高いと言えるでしょう。

また、固定された歯は、顎骨の萎縮を防ぐ効果もあり、顔の老化を遅らせる効果も期待できます。

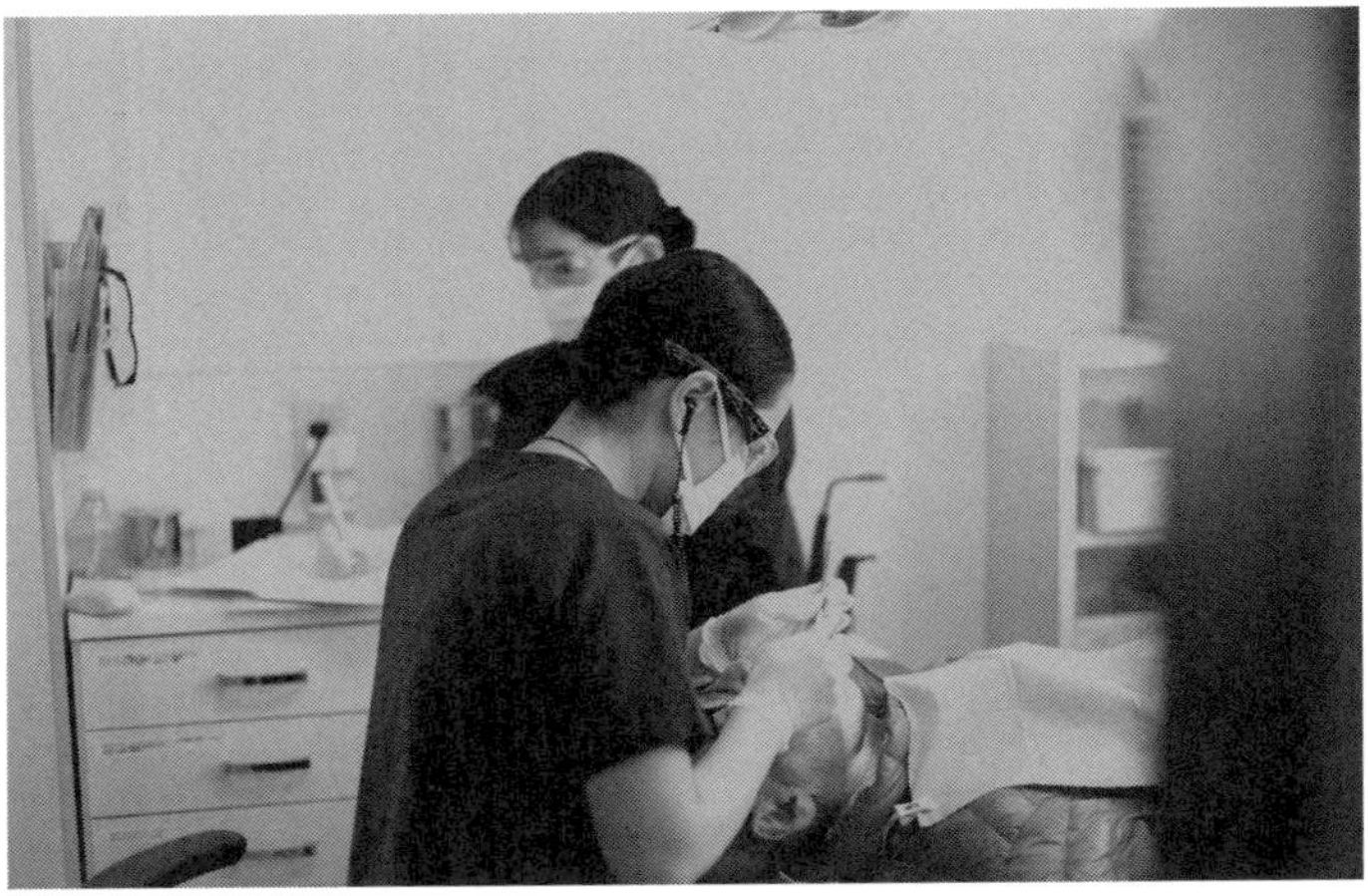

予防歯科のプロ歯科衛生士のメンテナンスです

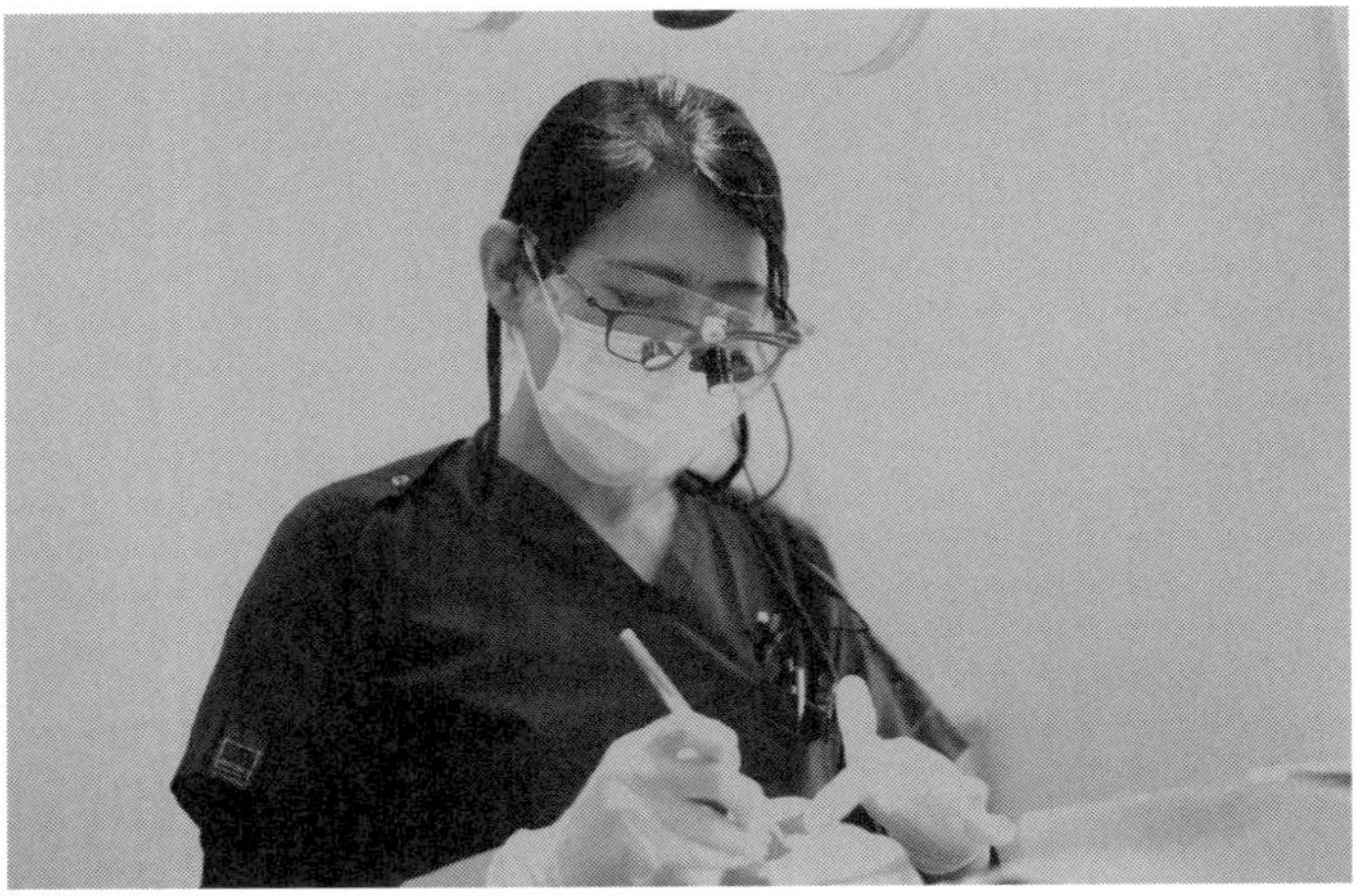

当院では多くの歯科衛生士が活躍しています

# 第3章

# オールオンフォーはどんな人でも可能？

前述した通り、オールオンフォーはこれまで解決できなかった歯の課題を解決できる革新的な技術です。

では、どんな方でもオールオンフォー治療を受けることができるのか。

結論から申し上げますと、答えは「ＮＯ」です。一部の方はオールオンフォー治療に適さず受けられないこともあります。

しかし、オールオンフォーの技術は日々進化しており、課題を解決する術が開発され続けています。当初はあごの骨量が少ない場合、治療が難しいとされていましたが、最近では骨を形成することでオールオンフォー治療の土台を作ることが可能になっています。

「骨がぼろぼろだからダメだ……」と諦める必要はありません。専門医に相談することで、あなたに適した治療法を提案してもらえることもあります。

ここでは、オールオンフォー治療に適している人・適していない人について詳しくお話しします。

## こんな方には特にオールオンフォーをおすすめします！

オールオンフォーは、多くの歯を失った方や総入れ歯に不満を感じている方にぴったりの治療法です。特に、このような方におすすめです。

### 1 総入れ歯がうまく合わない方

総入れ歯を使っていて、「痛い」「外れやすい」「しっかり噛めない」といった悩みを抱えている方は、オールオンフォーが適しています。総入れ歯では前述したような不具合が発生する方が多くいらっしゃいます。オールオンフォーは総入れ歯の方が抱える問題を解決してくれるため、合わないとお悩みの方には適しています。

もちろん、総入れ歯の技術も発展しているので、現状に満足している方は問題ありません。

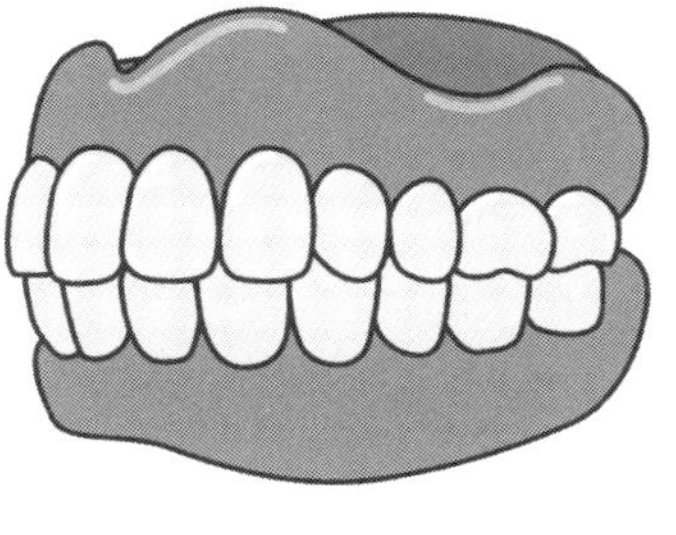

## 2　歯周病が重度の方

歯周病が進行していて、歯の治療をあきらめている方がいらっしゃいます。そのような方は、いよいよ、ほとんどの歯がグラグラになり、全く噛めなくなってから、歯科医院へ来院されることも少なくありません。

このような場合、全ての悪い歯を抜いてオールオンフォーにすることで、自然の歯と同じくらい噛む力を取り戻すことができます。

## 3　虫歯でほとんどの歯の神経を取られている方

今までずっと、真面目に歯の治療を続けてきた方の中には、ほとんどの歯の神経がとられていることがあります。そのような場合、歯の根の部分にあたる歯根が縦に割れたり、ひびが入ったりする「歯根破折《しこんはせつ》」が生じる可能性が高いのです。

歯根破折を起こすと、そこから細菌が侵入して腫れたり膿をもったり、さまざまな症状がでます。多数本に歯根破折が生じると痛くて噛めなくなってしまうので、全ての歯を抜いてオールオンフォーにする治療が適しています。

## 4 長期的な口の健康を考えている方

インプラントは骨を刺激するので、あごの骨を健康に保つことができます。これは、長期的な口内の健康にとって、とても大切なことです。

私が25年前に出会った60代前半の女性患者様は、まさにオールオンフォーの良い候補でした。彼女は総入れ歯に不満を感じ、固定式の歯を強く望んでいました。「先生、私はどうしてもこの取り外しの入れ歯が嫌なんです」というお言葉が今でも耳に残っています。

多くの方が総入れ歯に不満を感じています。食事の楽しみが半減してしまったり、人前で笑うのを躊躇したりと、生活の質が低下してしまうことも少なくありません。オールオンフォーは、そんな方々の悩みを解決してくれるのです。

## オールオンフォー治療に適さない方の特徴

一方、オールオンフォーは全ての方に適しているわけではありません。以下のような方は、オールオンフォーを選択する前に、慎重に検討する必要があります。

## 1 ヘビースモーカーの方

タバコをたくさん吸う方は、オールオンフォーに適していません。というのも、喫煙はインプラント周囲炎を引き起こし、歯茎が腫れたり、最悪の場合はインプラントが抜けてしまったりするリスクを高めるからです。とはいえ、完全にダメというわけではありません。

患者様の強い希望がある場合は、リスクを十分に説明した上で、治療をおこなうこともあります。ただし、術後の保証ができなくなるなど、条件が変わる可能性があります。

## 2 脳梗塞や心筋梗塞の既往がある方

半年以内に脳梗塞や心筋梗塞などの病気を経験された方は要注意です。こういった方は血液をサラサラにする薬を飲んでいることが多いので、外科的な処置が難しくなることがあるからです。

既往歴《きおうれき》のある方は処方している薬などを鑑みて、薬の処方が終わったタイミングで施術する必要があります。

## 3　骨粗しょう症が進行している方

骨粗しょう症を発症し、ビスフォスフォネートという薬を飲んでいる方、注射をしている方は注意が必要です。これらの薬を使っている方には、外科処置やインプラントがおすすめできない場合があります。

## 4　糖尿病の方

血糖値が高い状態が続いている方は、インプラント周囲炎を起こしやすくなったり、治りが悪くなったりする可能性があります。まずは糖尿病の治療を受けて、血糖値をコントロールしてからインプラントを検討するのがよいでしょう。

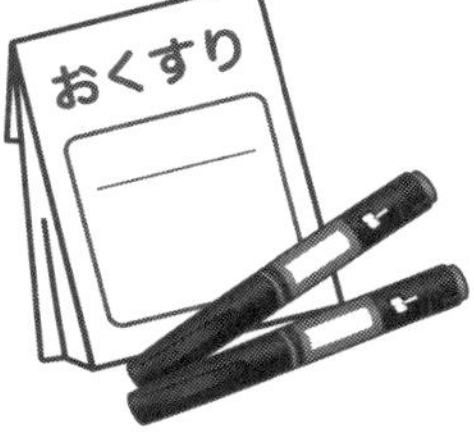

## 5 定期検診に来られない方

オールオンフォーは定期的なメンテナンスがとても大切です。少なくとも半年に1回は検診を受けなければいけません。遠方に住んでいて通院が難しい方や、定期的な通院が難しい方は、術後に合併症を引き起こすリスクがあります。

## 6 歯科医師の指示に従えない方

治療後は、お薬を飲んだり、しばらく柔らかいものを食べたりなど、いくつか注意点がありますこれらの指示を守れない方は、治療がうまくいかないリスクが高くなってしまいます。

## 治療をお断りするケース

当院では、患者様一人ひとりに最適な治療を提供することをモットーとしており、そのため時にはオールオンフォー治療をおすすめしない、あるいは、お断りする場合もあります。

それは、オールオンフォーが画期的な治療法である一方、全ての方にとっての最適とは限らないからです。ここでは、実際にあったケースを交えながら、オールオンフォー治療をお断りした事例をご紹介します。

## ケース1　歯の痛みへの恐怖心が強く、治療が難しいと判断した場合

ある患者様は、重度の歯周病で歯がかなりぐらついており、日常生活にも支障をきたしていました。

オールオンフォーは有効な選択肢でしたが、患者様は、過去に歯の治療で強い痛みを経験しており、恐怖心が非常に強いため、治療を受けることができませんでした。この場合、いくら静脈内鎮静法《じょうみゃくないちんせいほう》などを用いても、精神的な負担が大きく、治療を継続することが困難だと判断し、今回はお断りしました。

その後、患者様とじっくりと話し合い、時間をかけて恐怖心を和らげながら、他の治療法を検討していくことになりました。

## ケース2　まだ健康な歯が残っており、他の治療法を選択できる場合

定期検診で来院された患者様から、「歯医者が怖くて長年放置していた。もう全部抜いてインプラントにしたい」というご相談を受けました。

しかし、実際に診察してみると、奥歯は治療が必要でしたが、前歯はまだ健康な状態でした。オールオンフォーをおこなうには、健康な歯も抜歯する必要があり、患者様にとってデメリットが大きいと判断し、他の治療法を提案しました。

最終的に、患者様には部分的なインプラント治療と、残っている歯の歯周病治療を選択していただきました。

## ケース3　患者様の希望が、オールオンフォーの適応と異なる場合

インターネットでオールオンフォーを知り、「とにかく早く、治療期間も短く済ませたい」という希望をお持ちの患者様が来院されました。

しかし、精密検査の結果、あごの骨の状態が悪く、インプラントを埋め込むための骨移植がどうしても必要な状態でした。骨移植をおこなう場合、治療期間が長引くことをお伝えしたところ、患者様は「それなら他の病院で考える」と、治療を希望されませんでした。

オールオンフォーは、必ずしも短期間で治療が完了するとは限らないこと、患者様の希望する治療期間と、実際にかかる期間との間に齟齬があったため、治療をお断りしました。

これらの事例からわかるように、オールオンフォーは非常に有効な治療法ですが、患者様によっては適さない場合や、他の治療法の方が適している場合があります。

大切なのは、患者様ご自身の口腔内の状態、希望、そして不安や懸念を率直に医師に伝え、しっかりと相談することです。当院では、患者様にとって最善の治療を選択できるよう、丁寧なカウンセリングと分かりやすい説明を心がけています。

オールオンフォーを検討される際は、これらの点を考慮し、歯科医師と十分に相談することが大切です。一人ひとりの状況に合わせて、最適な治療法を選択します。ご自身の歯の健康を守るために、納得のいく治療法を選択してください。

ちょこっとコラム = 「より良い歯科サービスを受けるために」

私はご飯を食べることがとても好きで、レストランに行く際にはより良い味やサービスを受けるために、客として最大限の努力をします。

例えば、「事前予約は欠かさない」「予約の時間を守る」「前もってこちらの要望を伝えておく」「ピークタイムは避ける」「常連になり、お店に上客だと思われるようにする」「いいサービスを受けたら、お礼と称賛を忘れない」などです。

実はこれ、歯科医院でも同じだと思うんです。私たち歯科医師や医院のスタッフは、より良いサービスを提供できるよう常に心がけています。しかし、完璧というのは物理的に難しい。そのため、あなたも歯科医院でより良いサービスを受けたいのであれば、次のことを心がけてほしいのです。

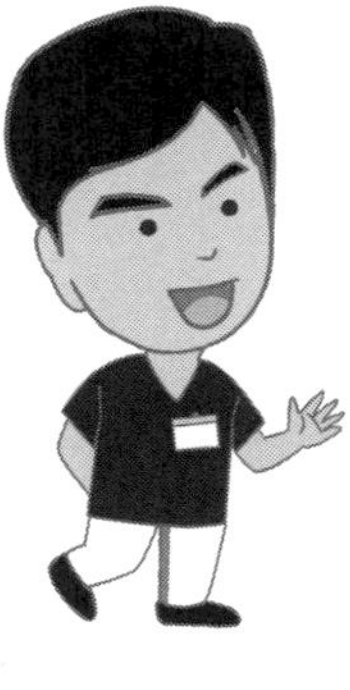

## ① 予約時間を守る

歯科医院では、事前予約が一般的。評判の良い歯科医院ほど予約が埋まっているので、あなたの次にも患者様が待っています。遅れてしまうと、どうしても短時間のサービスしか提供できません。

## ② 治療に対する希望を伝える

「歯医者さんはプロだから」と、全てお任せと伝えられることも少なくありません。しかし、治療法はたくさんあるので、歯科医師は良かれと思っておこなったことが、納得してもらえないことがあります。治療を受ける場合には、自分の希望を具体的に伝えることで、要望に沿ったサービスを受けることができます。

## ③ 自分の口の中に興味をもつ

「痛みを取ってくれるだけでいい」という患者様は多くいらっしゃいます。しかし、痛みが取れたからといって通院を中断されてしまうと、根本的な解決ができず、また口内トラブルが発生してしまう可能性があります。

## ④ かかりつけの歯医者さんとして定期的に通う

歯科医師としても「ここが、私のかかりつけです」と言われると、より良い医療サービスを提供しなければならないと思うものです。

逆に、転医を繰り返されると「また転医するし、中途半端にならないようここまでにしておこう」と治療をセーブしてしまいます。

## ⑤ 歯科医師や歯科衛生士の友だちから紹介してもらったと言う

これはちょっと裏ワザになりますが、嘘でも「歯科医・歯科衛生士から紹介してもらった」と言うと、歯科医院側は同業者の厳しい目にさらされると思い、より治療に力が入るというのも事実です。

この5つのポイントを心がけることで、より良い歯科サービスを受けられると思います。歯科医師とはいえ、所詮は人間。煽てられると木に登る人が多いのですよ。

# 第4章

# オールオンフォー治療の流れ

ここまで、オールオンフォーについてお話ししてきました。興味をもたれた方は「どうやって治療するの?」と思いますよね。

ここでは、オールオンフォー治療の流れについてお話しします。

## 治療前の準備と相談で安心!

興味をもっていただいても、オールオンフォー治療を受けるかどうか迷われる方は多いと思います。大切なのは、十分な準備と相談をおこなうことです。ここでは、治療前におこなう準備と相談のポイントについてお話しします。

### ① CT撮影

まずはCT撮影をします。CTを撮ることで、お口の中の骨の状態を詳しく確認することができます。特に上顎の場合、骨の量が十分にあるかどうかがとても重要です。骨の量が足りない場合は通常のオールオンフォーの治療ができないこともあります。

## ②　型取り

ＣＴの結果を見て治療が可能だと判断したら、次は型取りをおこないます。これは、手術当日に使用する仮歯を準備するために必要なステップです。型取りをしておくことで、スムーズに仮歯を装着することができます。

## ③　健康状態の確認

治療前の相談では、患者様の全身の健康状態についても確認します。例えば、糖尿病や心臓病などの持病がある場合は、主治医との連携が必要になることがあります。また、お薬の服用状況も確認します。特に、血液をサラサラにするお薬を飲んでいる場合は、手術前に一時的に中止する必要があるかもしれません。

さらに、喫煙習慣のある方は、禁煙をおすすめします。喫煙は治療の成功率を下げる要因の一つです。できれば、手術の２週間前から禁煙をはじめ、治療後もしばらく続けましょう。

## ④お見積りの確認

治療費用については、事前に詳しくご説明いたします。オールオンフォー治療は、数本だけのインプラント治療に比べて費用が高くなる傾向にあります。しかし、多数の歯を失った方にとっては、長期的に見ると費用対効果の高い選択肢になることもあります。治療費用には、手術費用だけでなく、その後のメンテナンス費用も含まれることを理解しておきましょう。

## ⑤歯科医師との相談

治療に対する不安や疑問点があれば、遠慮なく歯科医師に相談してください。例えば、痛みが心配な方は、静脈内鎮静法という方法もあります。これは、歯科麻酔専門医が静脈から麻酔薬を入れて、半分眠っているような状態で治療を受ける方法です。恐怖感が少なく、時間が短く感じられるというメリットがあります。

このように、治療前にしっかりと準備と相談をおこなうことで、安心して治療に臨むことができます。疑問点や不安なことがあれば、何度でも歯科医師に相談してください。あなたにとって最適な治療法を一緒に考えていきましょう。

## 手術当日の様子をご紹介

いよいよ手術当日を迎えました。ここでは、オールオンフォー治療の手術当日の流れについて、詳しくご紹介します。

当院では通常、手術は午前9時頃からはじまります。まず、局所麻酔《きょくしょますい》をおこないますので、痛みを感じることはありません。もし不安が強い場合は、先ほどご案内した静脈内鎮静法を選択することもできます。

麻酔が効いてきたら、残っている歯を抜歯します。歯がすでにない方は、このステップは必要ありません。次に、歯茎を切開して骨を露出《ろしゅつ》させます。ここから、インプラントを埋め込む作業がはじまります。

オールオンフォーでは、4本〜6本のインプラントを埋め込みます。上顎の場合は、奥歯の部分に斜めにインプラントを入れることで、骨の薄い部分を避けることができます。これにより、骨移植などの追加処置が必要になるケースを減らすことができます。

インプラントを埋め込んだら、歯茎を縫合《ほうごう》します。ここまでの手術時間は、片顎であれば1時間半から2時間程度、上下両方の場合でも、3時間程度です。

手術が終わったら、お待ちかねの仮歯を装着します。ここで、事前に準備しておいた型が活躍します。歯科技工士さんが、この型を元に仮歯を作製します。仮歯の作製には時間がかかるので、この間、患者様には休憩していただきます。

仮歯ができあがったら、インプラントに固定します。これにより、手術直後から歯の機能を取り戻すことができます。ただし、骨の状態があまり良くない場合は、一時的に入れ歯タイプの仮歯を使用することもあります。

午前9時頃に開始して、全ての処置が終わるのは、片顎の場合で午後1時から2時頃、上下両方の場合でも午後4時頃に終わることがほとんどです。

手術後は、注意事項の説明をさせていただきます。痛み止めの服用方法や、食事の制限などについて詳しく説明がありますので、しっかりと聞いておきましょう。

このように、オールオンフォーの手術は1日で終わります。朝来院して、その日のうちに新しい歯で帰ることができるのです。「1DAYインプラント」と呼ばれることもある理由がお分かりいただけたかと思います。

手術当日は長時間になりますが、ほとんどの時間は横になって過ごすことができます。また、適切な麻酔によって痛みを感じることはありません。不安に思うことがあれば、手術中でも遠慮なく歯科医師や歯科衛生士にお伝えください。

## これだけは気をつけよう！　手術後の過ごしかた

手術直後は、どなたでも不安や心配がたくさんあると思います。「痛みはどうなの？」「食事はいつから普通にとれるの？」など、疑問が次々と湧いてくるかもしれません。でも、大丈夫です。ここでは、手術後の生活で気をつけるべきポイントをわかりやすくお伝えしていきます。

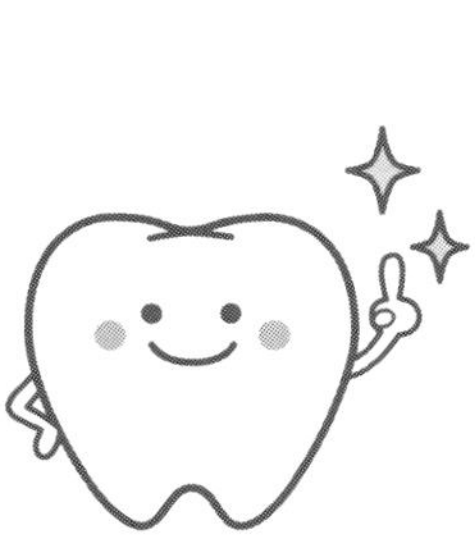

## ・痛みへの対処

まず、痛みについてですが、個人差はありますが、多くの方は思ったほど痛くないとおっしゃいます。それでも、多少の痛みや不快感があるのは自然なことです。

痛み止めの薬を処方しますので、痛みがでたときには指示通りに服用してください。痛みが強くなったり、長引いたりする場合は、遠慮なく担当医に相談しましょう。

## ・腫れへの対処

手術後は、顔や口の周りが腫れることがあります。これは体の自然な反応ですので、心配しすぎる必要はありません。

腫れを軽減するには、氷のうを20分ごとに当てるのが効果的です。また、就寝時は枕を高くして寝ると、血流が改善され、腫れの軽減に役立ちます。

## ・食事について

手術直後は柔らかい食事を摂ることをおすすめします。スープやヨーグルト、ゼリーなど、噛む必要のない食べ物からはじめて、徐々に普通の食事に移行していきましょう。最初のうちは、手術部位に刺激を与えないよう、気をつけて食べることが大切です。当院では手術後1ヶ月間はソフトフードをすすめています。

## ・口腔ケア

感染を防ぐためには、清潔な口内環境を保つことが非常に重要です。しかし、手術直後は通常通りに歯磨きをすることはできません。担当医から指示された方法で、優しく歯を磨き、口内を清潔に保ちましょう。

## ・禁煙のすすめ

喫煙は治癒《ちゆ》を遅らせ、合併症のリスクを高めます。できれば、手術前から禁煙を始め、少なくとも治癒期間中は喫煙しないようにしましょう。これは、インプラントの成功率を高める重要なポイントです。

## ・運動と休息

手術後しばらくは、激しい運動は控えめにしましょう。体を休めることで、治癒が促進されます。徐々に日常的な活動に戻っていきますが、いつから運動を再開してよいかは、担当医に確認するようにしてください。

## ・違和感への対処

新しい歯に慣れるまでには、少し時間がかかります。話すときや食事のときに違和感があるかもしれません。これは自然なプロセスですので心配しなくても大丈夫。日々の生活の中で、少しずつ新しい歯に馴染んでいきますので、焦らず気長に過ごしましょう。

これらのポイントを守れば、スムーズな回復が期待できます。ただし、異常な痛みや出血、発熱などの症状が現れた場合は、すぐに担当医に連絡してください。早めの対応が、トラブルを未然に防ぐ秘訣です。

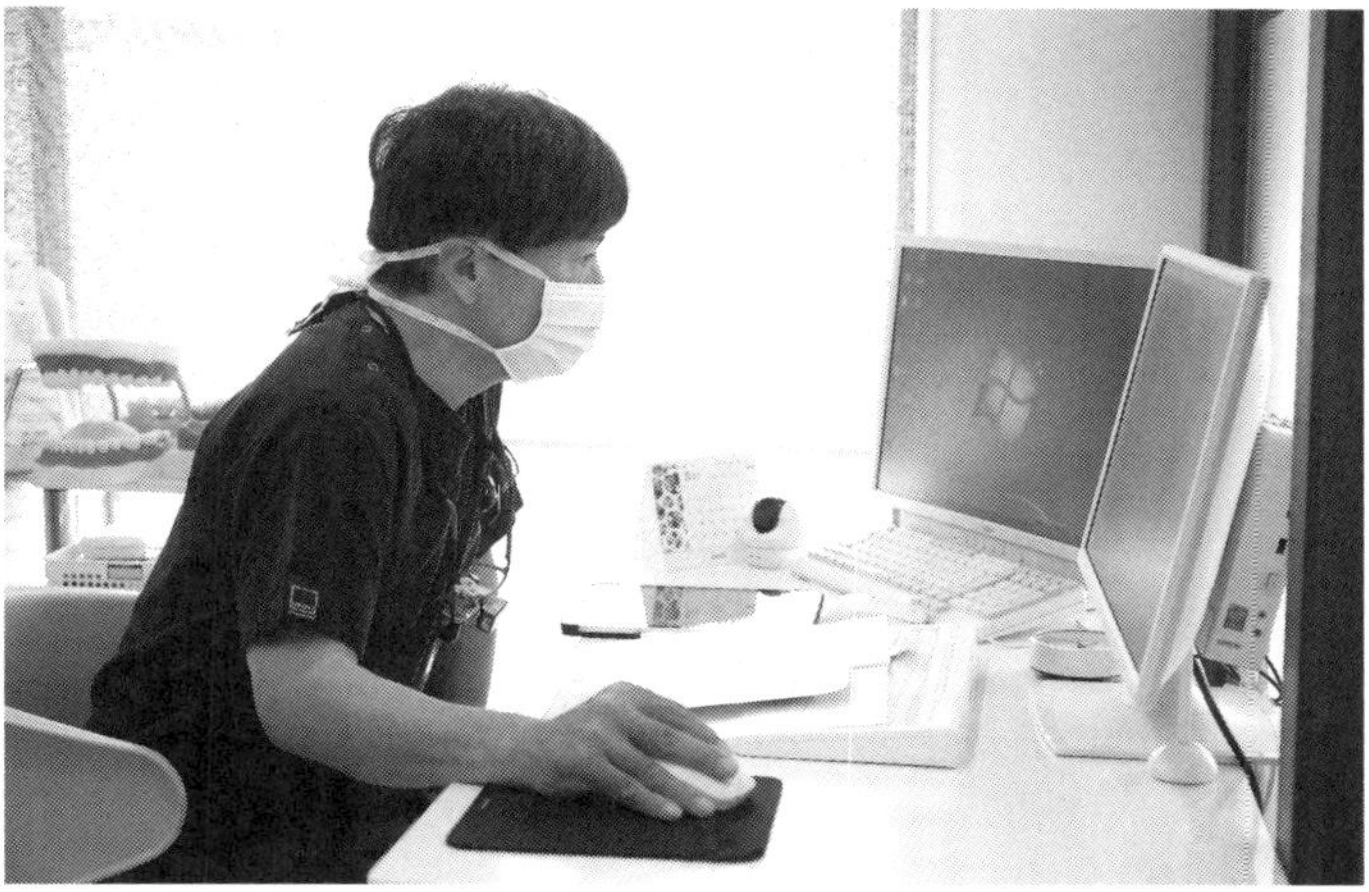

手術前は事前に詳細な治療計画を作ります

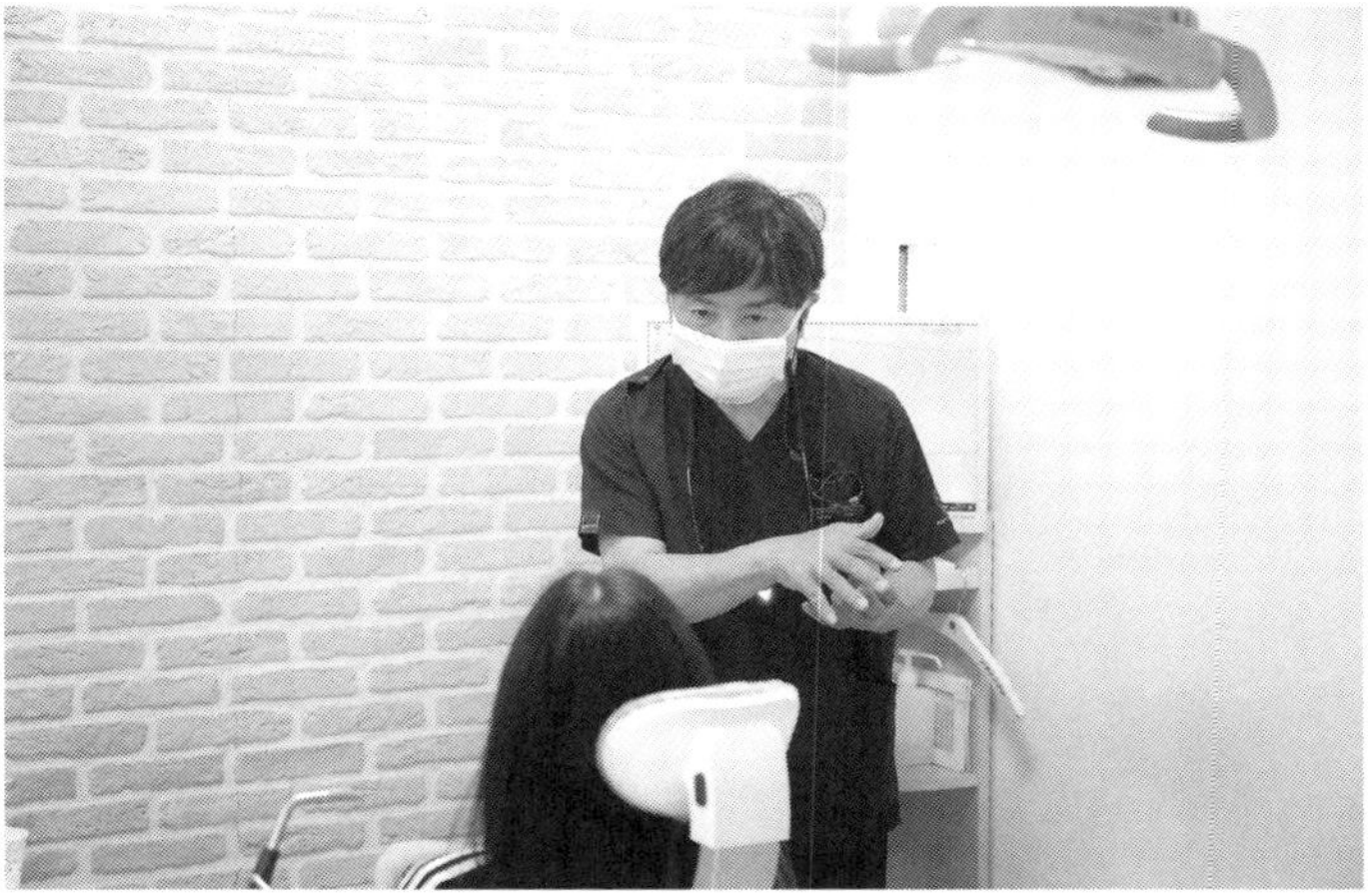

しっかりとした説明により、少しでも不安を取り除きます

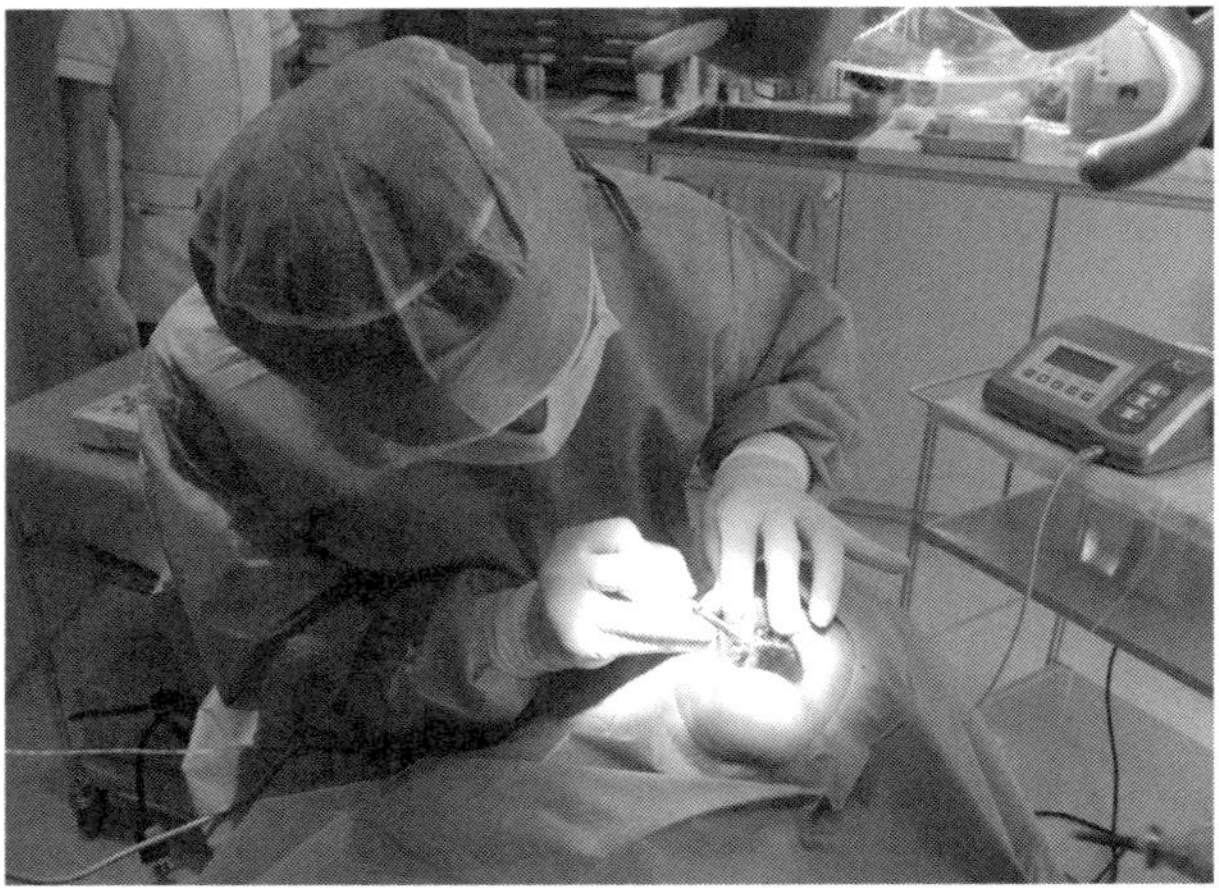

手術中の写真です

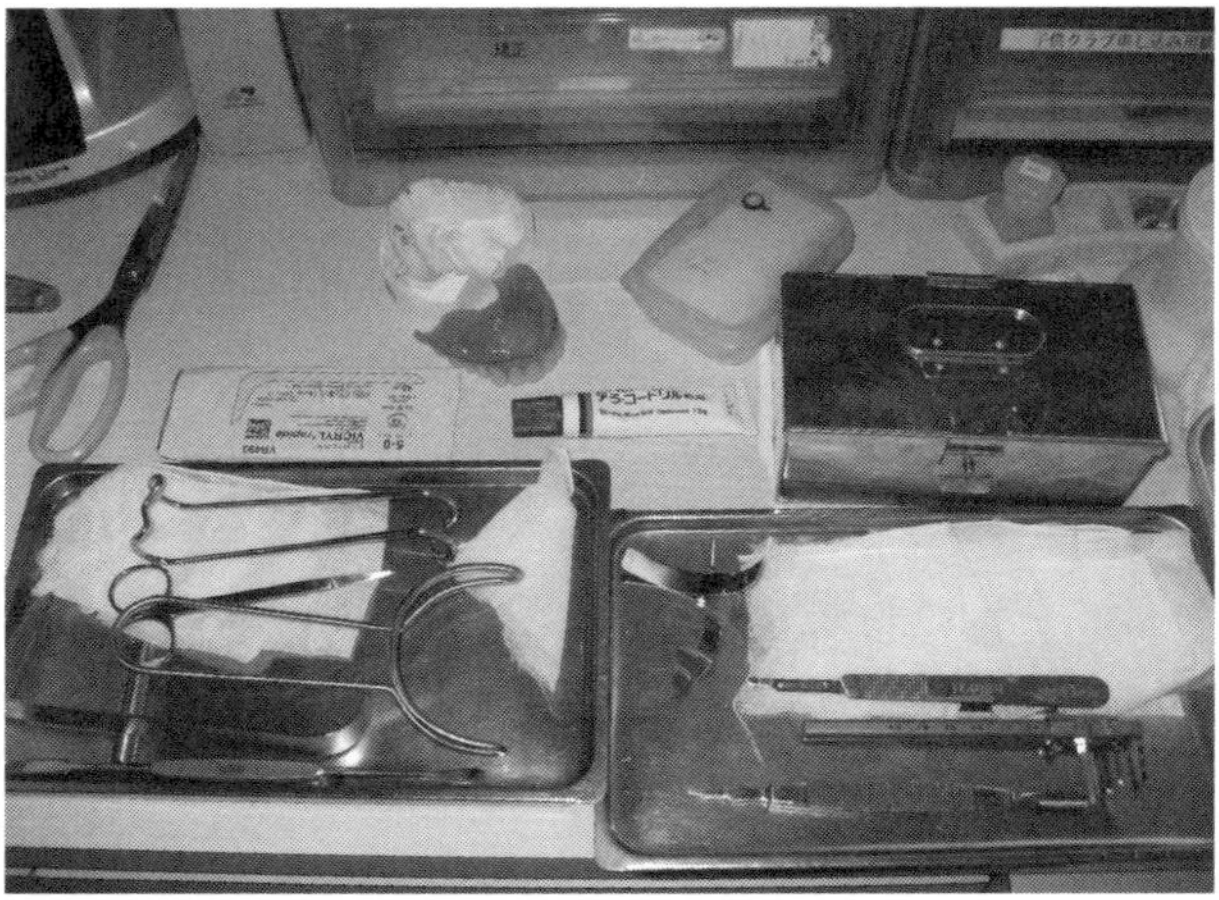

インプラントの手術器具の一部です

# 第5章

# 手術後の通院頻度は？

オールオンフォー治療を受けると、術後数ヶ月程度で天然歯とほとんど変わりなく食事ができるようになります。しかし、だからといってメンテナンスを怠ってはいけません。天然歯でも同じことが言えますが、定期的なメンテナンスが非常に重要です。

なかには「もう快適だから大丈夫！」と通院をやめてしまうかもしれませんが、それはインプラント周囲炎などを引き起こすリスクになります。

オールオンフォーとはいえ、大切なあなたの「歯」です。術後も安心せず、しっかりとメンテナンスをしましょう。

## 通院スケジュール　～いつまで通えばいいの？～

オールオンフォーの手術が終わっても、そこで完了ではありません。むしろ、これからが新しい歯との生活のはじまりです。定期的な通院は、治療の成功と長期的な口腔の健康を確保するためにとても大切です。

ここでは、一般的な通院スケジュールについてお話しします。とはいえ、個々の状況によって異なる場合もありますので、詳細は担当医とよく相談してください。

## ・術後1週間

手術から約1週間後に、診察があります。この時点で、傷の具合や腫れの状態をチェックします。縫合糸を使っている場合は、この時に抜糸することもあります。

また、仮歯の適合具合も確認します。何か不安なことや気になる点があれば、この機会に相談しましょう。

## ・術後2〜4週間

次の診察は術後2〜4週間頃におこなわれます。この頃には、腫れもほぼ引いて、新しい歯の生活にも慣れてきているはずです。

口腔内の治癒状態を確認し、仮歯の調整が必要かどうかをチェックします。

・術後2〜3ヶ月

この時期は、インプラントと骨の結合（オッセオインテグレーション）が進む重要な時期です。診察では、X線撮影などでインプラントの状態を詳しく確認します。

順調に進んでいれば、最終的な歯の製作に向けて準備をはじめます。

・術後3〜6ヶ月

経過が順調であれば、この時期に最終的な歯を作製して装着します。型取りや試適を経て、それぞれの患者様に最適な歯を製作します。装着後は、噛み合わせや見た目、話しやすさなどを細かくチェックし、必要に応じて調整をおこないます。

・その後の定期検診

最終的な歯の装着後も、定期的な検診が重要で、3〜6ヶ月ごとの検診を推奨しています。定期検診では、インプラントの安定性、周囲の歯肉の状態、噛み合わせなどをチェックします。

また、プロフェッショナルクリーニングもおこない、口腔衛生状態を最適に保ちます。

## 定期健診の大切さ、あなたの笑顔を守るために

オールオンフォーの手術を終え、新しい歯で快適な生活を送れるようになると、皆さん油断してしまいがちです。「もう問題ないから、歯医者に行く必要はないのでは？」と思われるかもしれません。しかし、定期健診は、あなたの新しい歯と笑顔を長く守るための大切な習慣です。

オールオンフォーは長期的な解決策ですが、定期的なメンテナンスが欠かせません。最低でも年に2回程度の定期検診を継続することで、問題を早期に発見し、対処することができます。これにより、インプラントの寿命を延ばし、快適な口腔環境を維持することができるのです。

通院は面倒に感じるかもしれませんが、新しい歯を長く健康に保つためには必要なことです。定期的な通院を習慣化し、不具合を早期に発見することで、大きなトラブルを防ぐことができます。

定期健診では次のようなことをおこないます。

### ①視診と触診

口腔内を丁寧に観察し、異常がないかどうかチェックします。

### ②X線撮影

1年に1回程度X線写真を撮ることで、目では見えない部分の状態も確認します。

### ③プロフェッショナルクリーニング

専門的な器具を使って、歯やインプラント周囲の汚れを除去します。

### ④噛み合わせの確認

適切な噛み合わせを保つため、必要に応じて調整をおこないます。

## ⑤ 口腔衛生指導

自宅でのケア方法について、丁寧にアドバイスします。

## ⑥ 歯科医師への質問・相談

気になることや不安なことを相談できる大切な機会です。少しでも気になることがあれば、遠慮なく担当医に聞きましょう。

オールオンフォー治療で手に入れた快適な生活を長く続けられるよう、定期健診は必ず受けてください。その習慣が、大きな幸せにつながるのです。

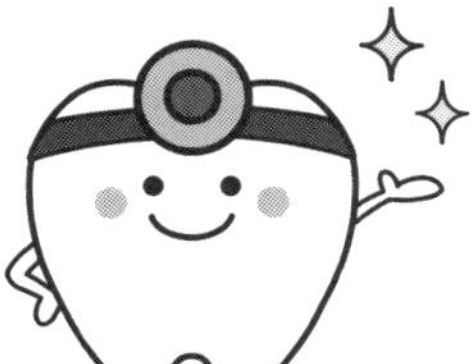

## ちょこっとコラム　Ⅲ　「歯医者は嫌われ者」

世の中には、「歯医者が一番嫌い！」という方がとても多いことは、歯科医師である私が一番知っています。とはいえ、初対面の若い女性に「私、歯医者が大嫌いなんです」と面と向かって言われてしまうと、「分かります。好きな方はいませんよね」と相づちを打ちながらも、自分を否定されている気分になって結構凹んでしまいます。

なんとか、「大嫌い」ではなく「嫌い」程度にランクアップできるよう、診察室をキレイにしてみたり、アロマを取り入れてみたり試行錯誤を重ねてみても、スタッフの反応はイマイチ。

「また、院長がなにかはじめた」
「院長には女性の気持ちが分かってない」

など、辛辣なことを言われてしまいます。私だって嫌われ者の歯医者として、患者様から少しでも好かれようと努力をしているというのに、あんまりです。

先日、東京のセミナーに参加したあと、講師の先生たちと食事をする機会がありました。みなさん歯科医業界では名のある先生たちばかりで、お酒を交わしながら「日本で一番高い治療費を取るのは誰だ！」なんてふざけた話をしていました。

前歯のセラミック1本の値段。「〇〇先生は60万円だ」「うちは15万円だから良心的だ！」なんて大盛り上がり。

こんな話、歯医者以外が聞いたらなんて思うでしょう？　この話題のセンスに、金銭感覚。歯医者はすごい。だけどやっぱり嫌われる。私は、嫌われ者の歯医者です。

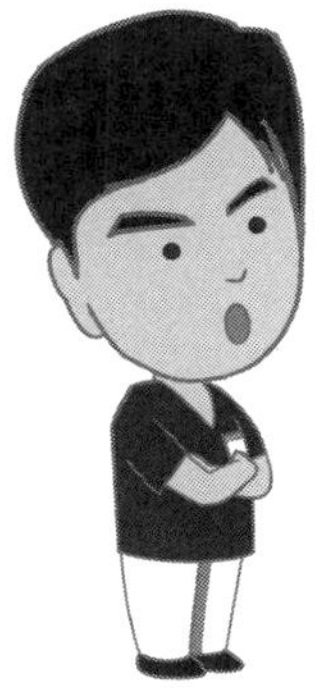

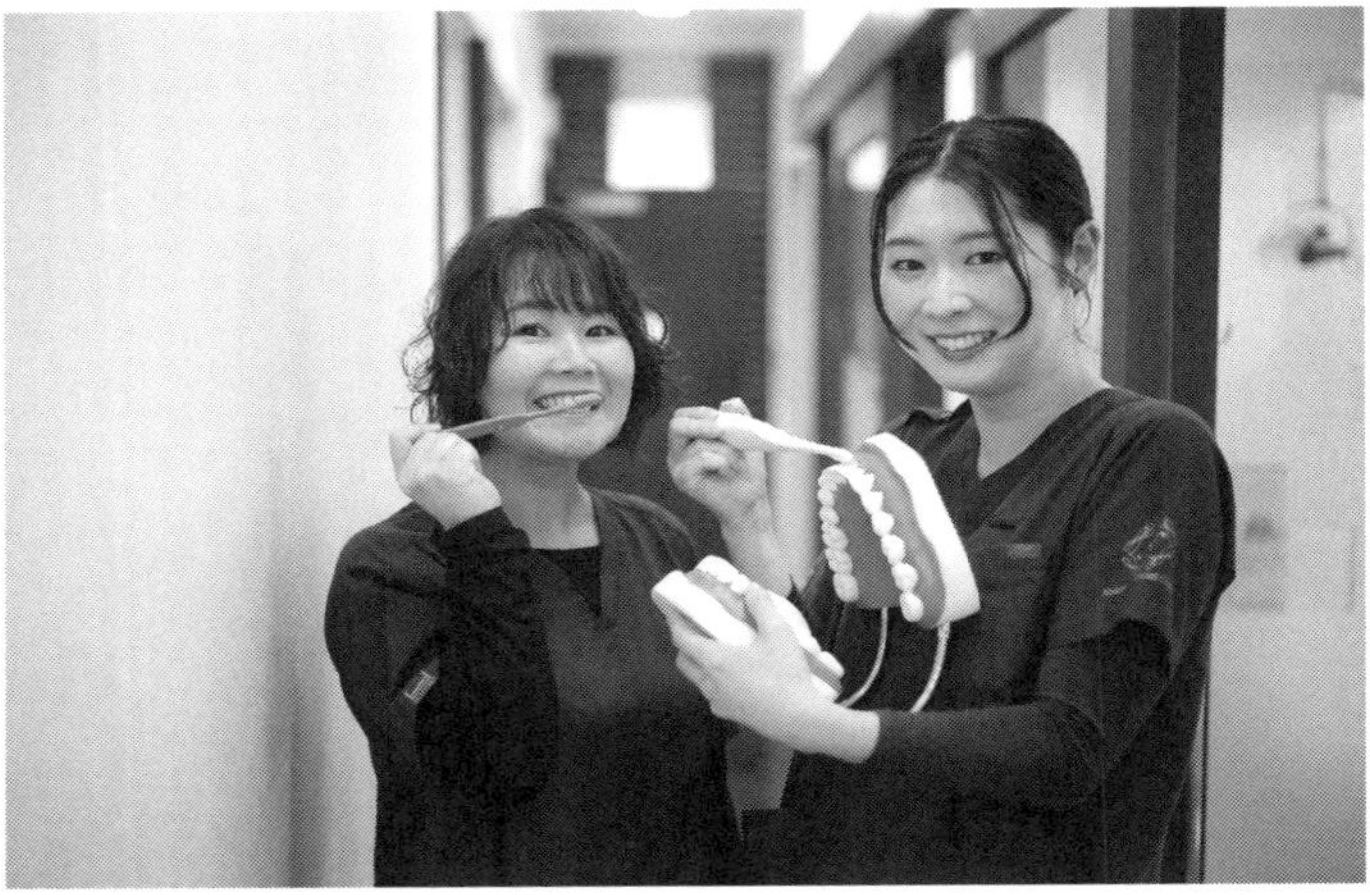

いつも笑顔を絶やさないスタッフです

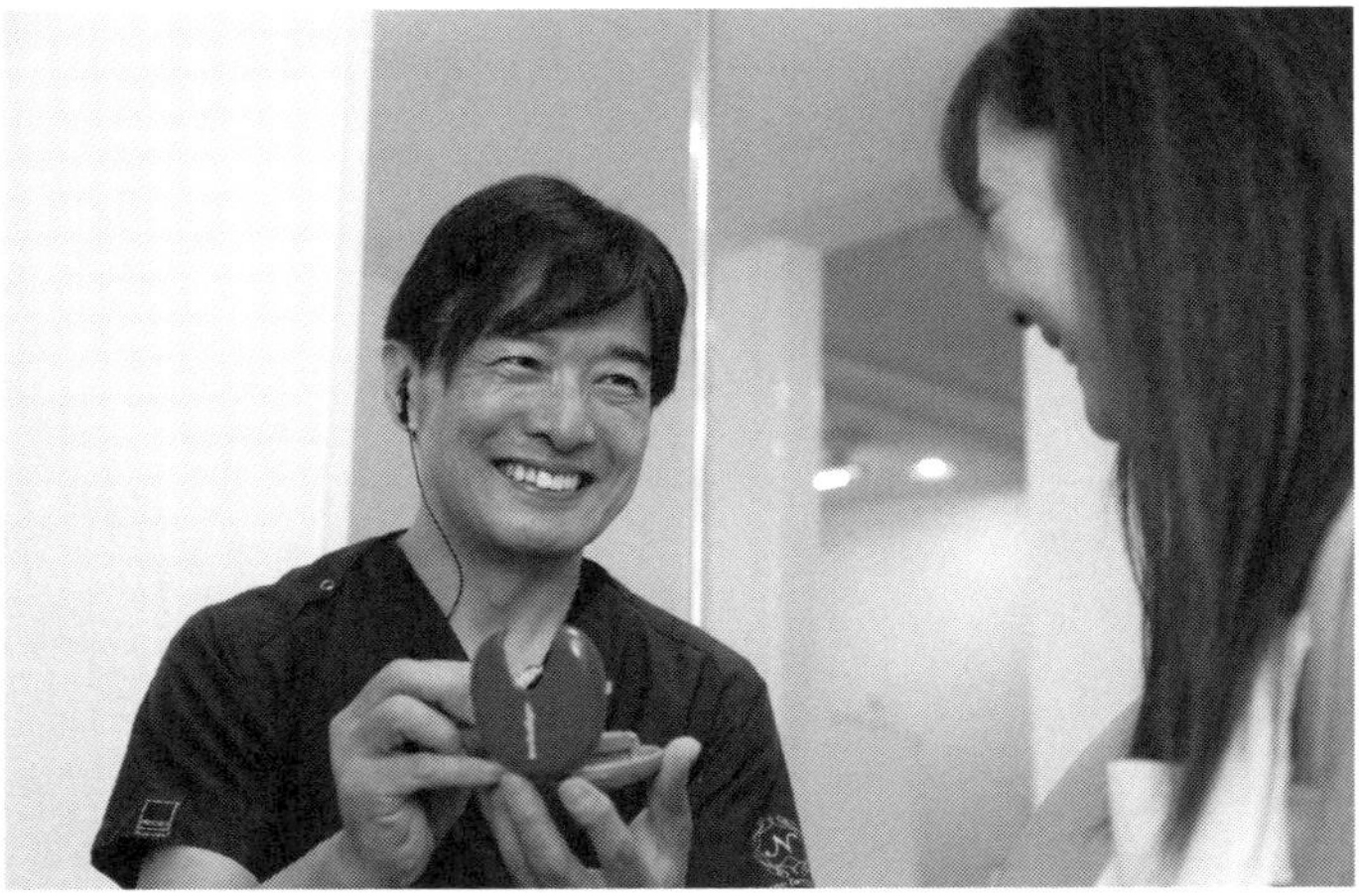

笑顔で説明しています

# 第6章
# なかの歯科のオールオンフォーインプラント

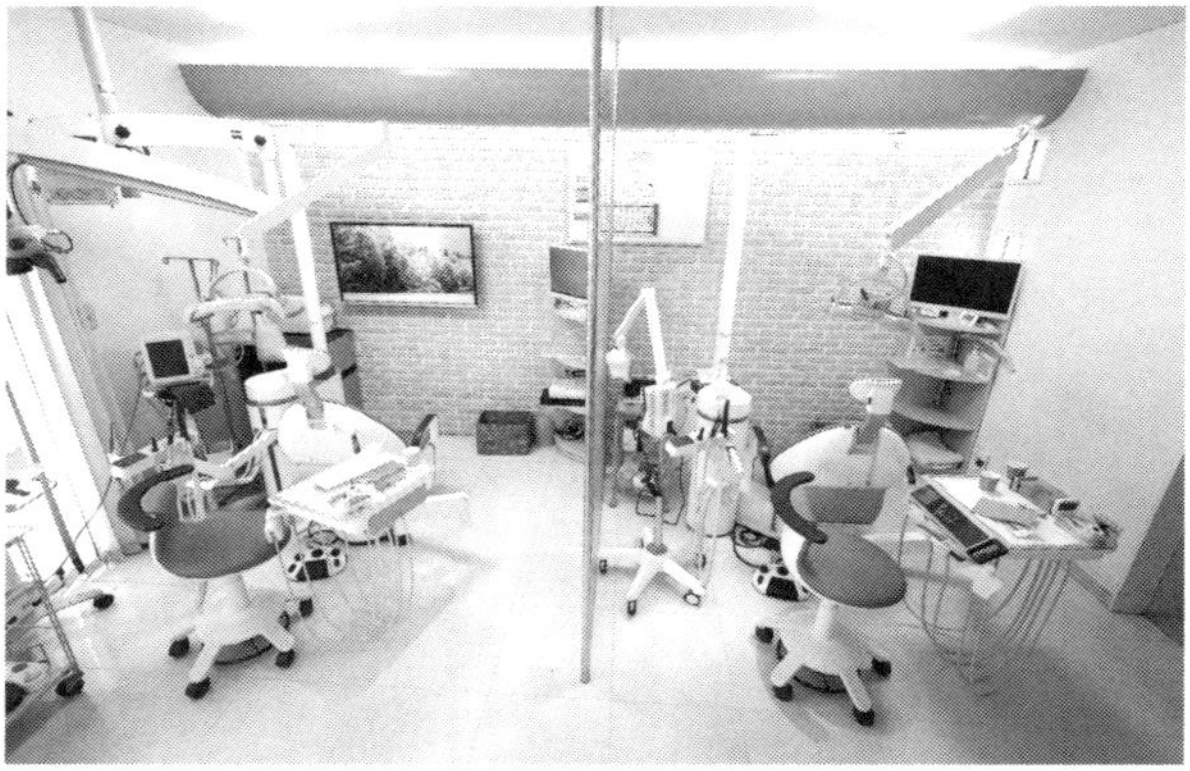

当院は、患者様に対して安全に治療をおこなうこと、負担にならないこと、そして満足いただけることを心がけています。

ここでは、当院のオールオンフォーインプラントの特徴についてお話しします。

## 当院のオールオンフォーの特徴

オールオンフォーに取り組んでいる歯科医院自体少ないのですが、当院でのオールオンフォー治療は他の歯科医院と比較して次のような特徴があります。

### ① コンピューター制御電動麻酔器の使用

ほとんどの方は歯科医院で麻酔注射を受けたこと

があるでしょう。通常であれば歯科医院での麻酔注射は手で握るタイプの注射器を使用しています。

一方当院では、表面麻酔の上にコンピューター制御電動麻酔器《せいぎょでんどうますいき》を使用しています。これにより最初の麻酔注射のチクッという痛みをかなり抑えることができます。

## ②超音波ピエゾ機械の使用

この超音波《ちょうおんぱ》ピエゾ機械を常時インプラント治療で使用している歯科医院はまだ少ないですが、私は過去に世界ピエゾ学会に数回出席していて超音波のピエゾの機械の扱いを熟知しています。

インプラント治療には私はマストと思っていますので安心安全なオールオンフォー治療には欠かせない機械と思っています。

## ③生体モニターの使用

この生体モニターはインプラント手術中の患者様の血圧、脈拍血中酸素飽和濃度《ほうわのうど》を定期的にモニターしますので、安心安全なインプラント治療、オールオンフォー治療が可能となります。

## ④ インプラント表面プラズマ処理の機械の使用

当院のインプラント治療はインプラントを埋入する前に必ずインプラント表面プラズマ処理の機械を使用してプラズマ処理をしています。

インプラント本体は時間の経過とともに表面に酸化膜ができてインプラントと骨の結合を阻《そ》害《がい》する場合がありますがプラズマ照射《しょうしゃ》によりこの酸化膜を除去することができます。

## ⑤ 専門の広範囲が写るCT

インプラント治療をする多くの歯科医院には歯科用CTが設置されていると思いますが、オールオンフォー、特にザイゴマインプラントの診査をするためには、顔面の広範囲を撮影できるCTが必要です。

オールオンフォーやザイゴマインプラント治療を多く見学した結果、デキシスのこのCTがベストであると私は考えています。

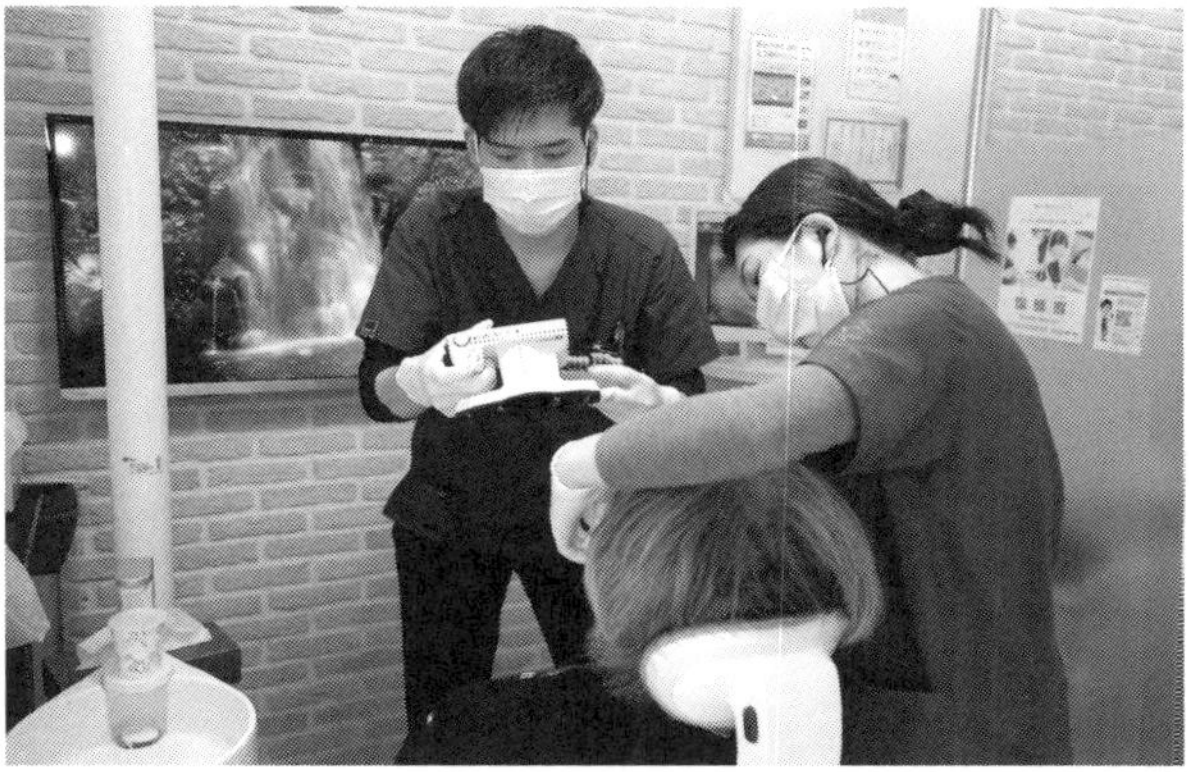

## ⑥インプラント学会専門医、専修医

当院には院長をはじめ、複数のインプラント学会のマスター称号や専修医の資格をもつドクターが在籍しています。そしてインプラント学会で発表したり論文を投稿したりと、日々研鑽を積んでいます。

## ⑦歯科技工士が3名在籍

オールオンフォー治療は手術後にその場で型を取り固定式の仮歯を作製しますから、院内に歯科技工士の存在は欠かせません。手術中に型を取り、患者様が休憩しているあいだに仮歯を作製します。

当院は3名の常勤の歯科技工士が在籍しており、迅速に仮歯の作製が可能です。歯科医院に常勤の歯科技工士が在籍している医院はあまりありません。

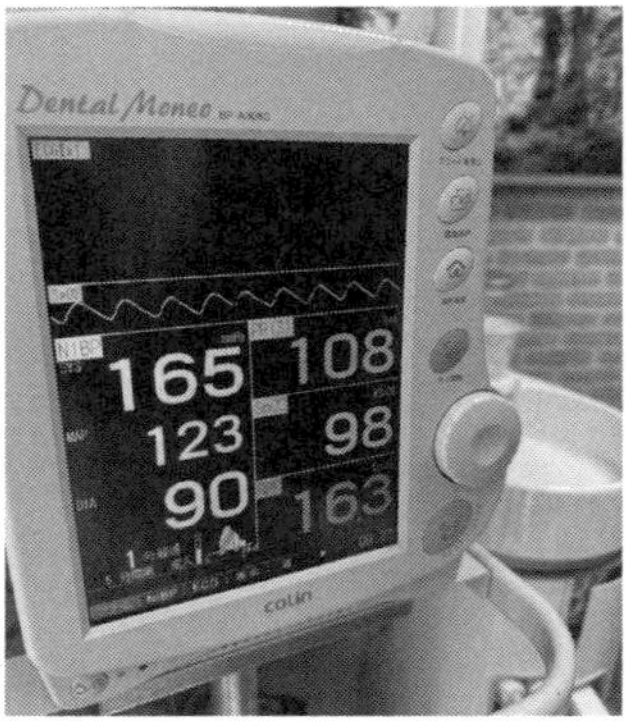

生体モニターです

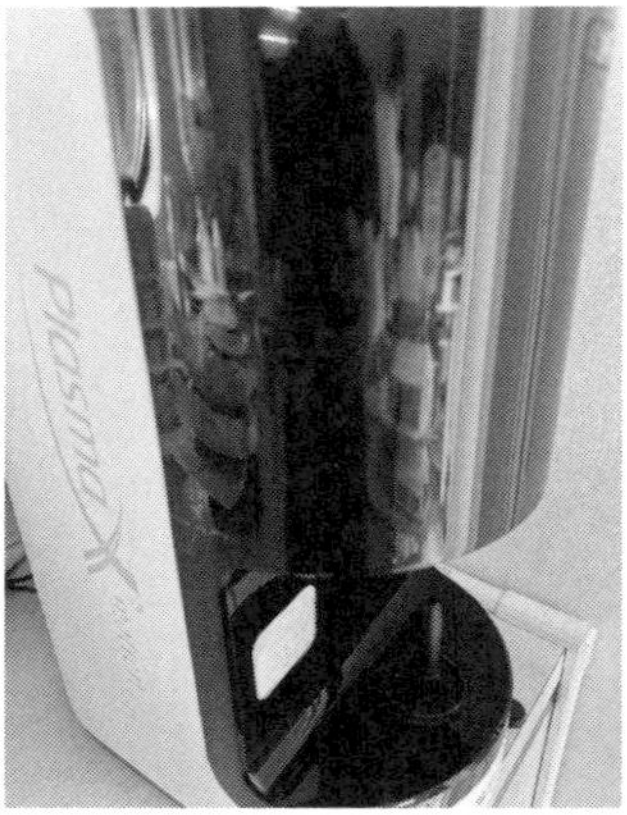
インプラント表面プラズマ処理の機械です

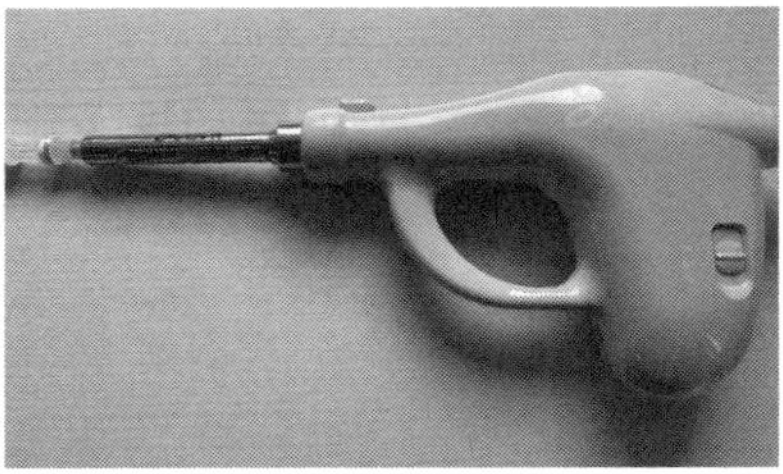
コンピューター制御電動麻酔器です

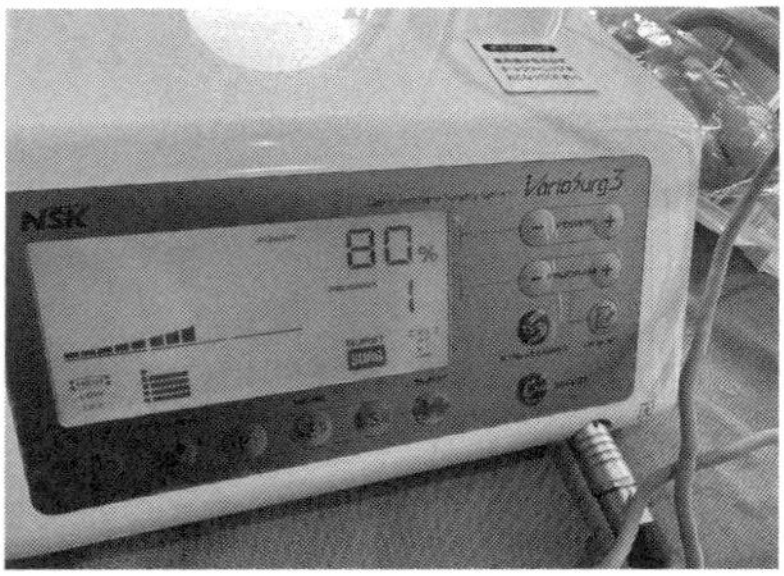

超音波ピエゾ機械です

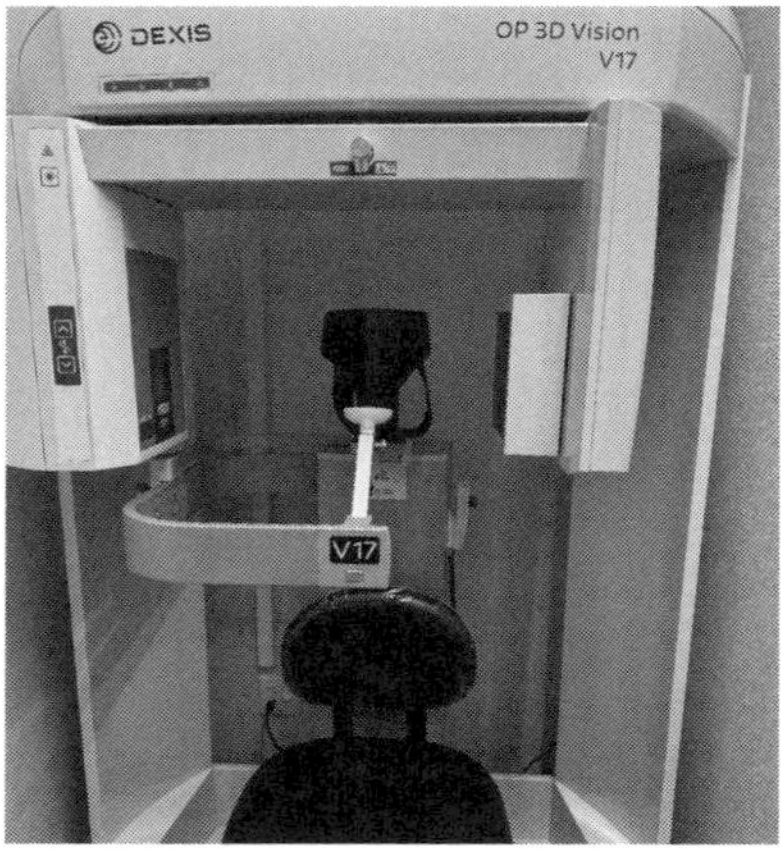

専門の広範囲が写る CT です

## いろいろなオールオンフォー

私はポルトガルのリスボンのマロークリニックをはじめ、世界中のオールオンフォークリニックを見学してきました。

ポルトガルのリスボン、アメリカのサンフランシスコ、ロスアンジェルス、ニューヨーク、オーストラリアのメルボルン、ブラジルのサンパウロ、タイのバンコク……ほとんどの歯科医院でおこなわれていたのは、上下の歯を全て抜歯して上下のオールオンフォー、もしくは上顎はザイゴマインプラント・下顎はスタンダードなオールオンフォーの形式でした。

しかし、当院の場合、世界のオールオンフォーとは少し違います。当院のオールオンフォーはさまざまなバリエーションがあります。これは費用の関係もあり、患者様の希望によることもあります。

## ① 上下スタンダードオールオンフォー

これは世界的に見ても最もスタンダードなオールオンフォーで、上下の歯を全て1日で抜歯して上顎に4本、下顎に4本インプラントを埋入する方法です。

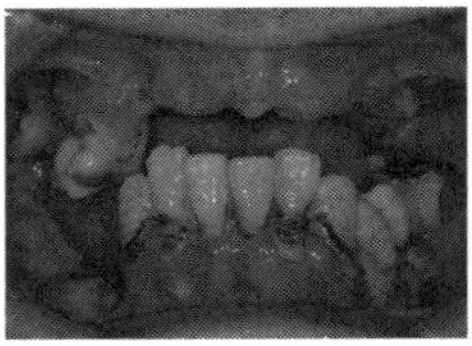

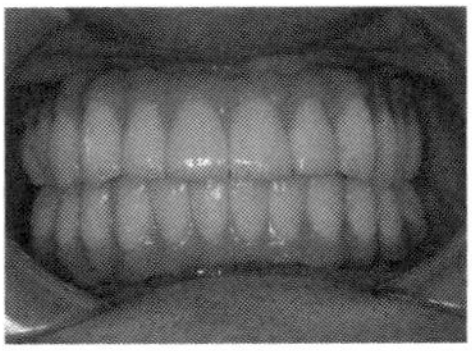

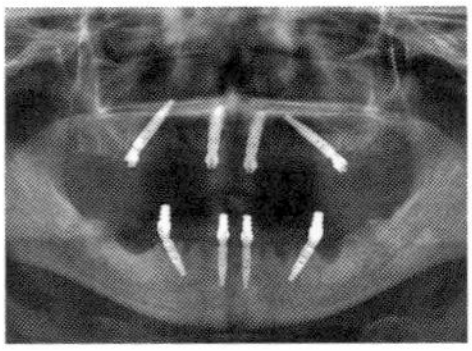

## ② 上は総入れ歯、下だけオールオンフォー

このケースは、費用面への懸念から選択される方がほとんどです。片顎で250万円〜300万円の費用がかかります。

片顎の費用は出せても、上下となると費用面で厳しい、上は総入れ歯でも良いので費用を少し抑えたいと言われる方が選ぶ方法です。上顎の総入れ歯を受け入れてもらえれば、この組み合わせでも、それなりに何でも食べることができます。

## ③ 上はスタンダードオールオンフォー、下は自分の歯と部分インプラント

この組み合わせを選ぶ方も多くいらっしゃいます。下の前歯は、6本から8本程度は状態の良い歯が残っている場合、既に抜歯している奥歯だけに数本のインプラントを入れることもあります。

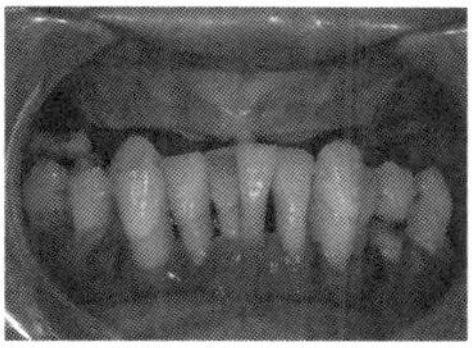

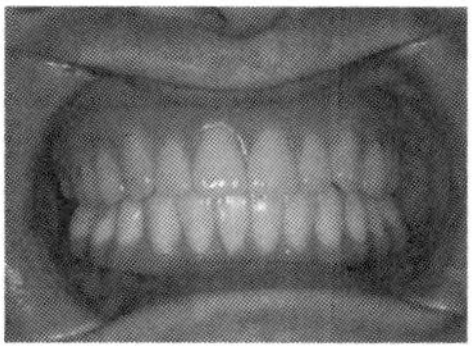

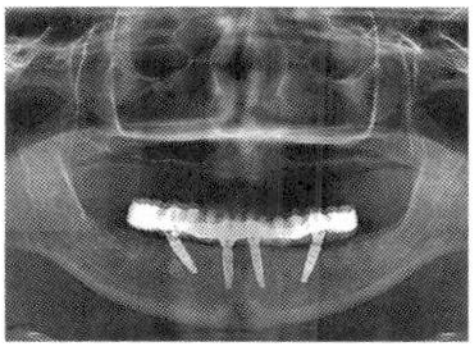

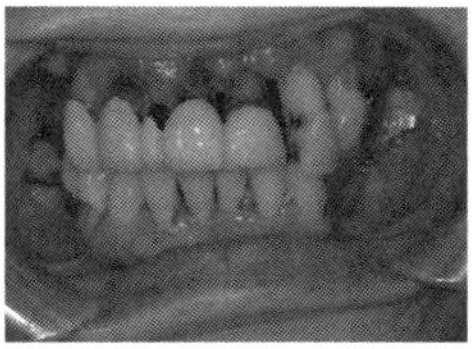

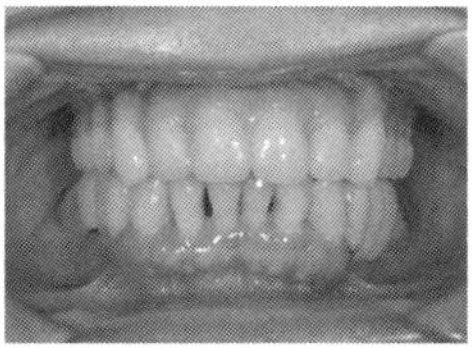

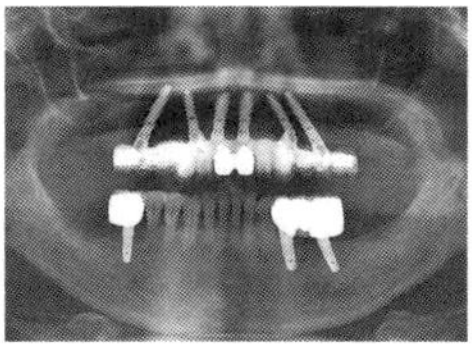

## ④ 上はスタンダードオールオンフォー、下は自分の歯

当院の場合、上と下なら上顎のオールオンフォーを希望される方が多くいらっしゃいます。上の歯はボロボロに壊れていても、下の歯はまだしっかりとしている方は意外と多いのです。そんな方は上顎にスタンダードなオールオンフォー、下は今の自分の歯をしっかりと治療して1本も抜かないでもたせる場合もあります。

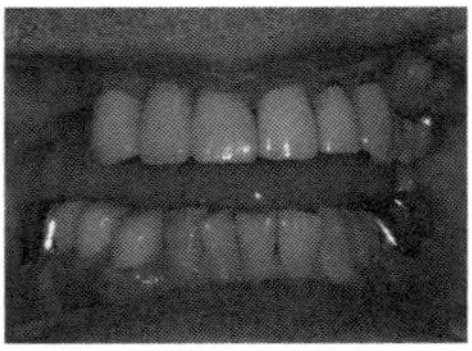

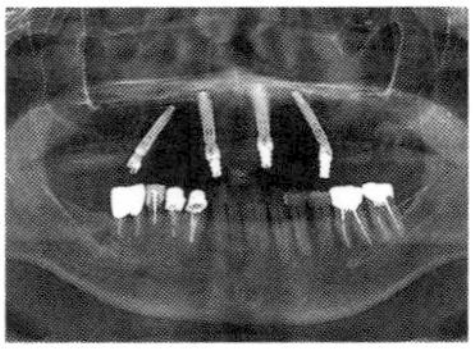

## ⑤ 上はインプラント入れ歯、下はオールオンフォー

今まで上顎の総入れ歯は問題なく使用しているが、もっとしっかりとした入れ歯にしたい、しっかりと噛むようにしたいと言われる方は、下顎にスタンダードオールオンフォー、上顎に4本インプラントを入れてロケーターアタッチメントをつける「インプラントオーバーデン

チャー」を使う方もいらっしゃいます。

インプラントオーバーデンチャーとは、外科手術によってあごの骨に埋め入れた2～4本のインプラントに入れ歯を固定する治療法のことで、アタッチメントの働きをする部品を使ってインプラントと入れ歯と連結することから、「アタッチメント義歯」とも呼ばれています。

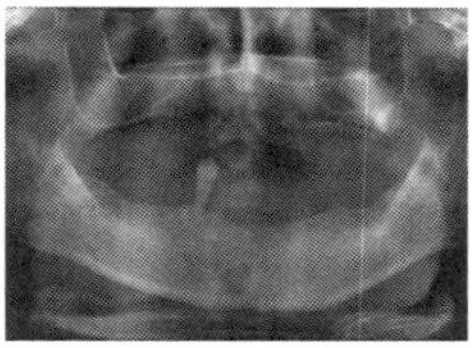

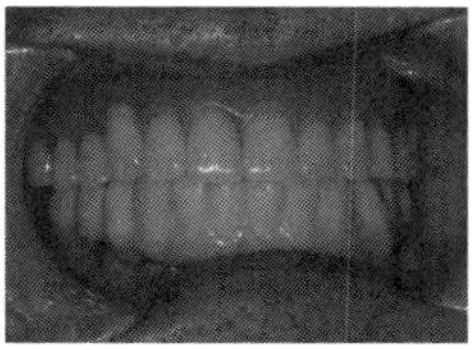

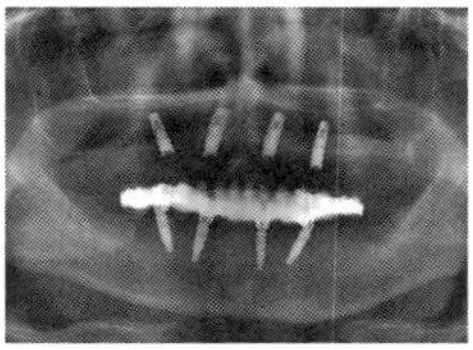

## ⑥上はザイゴマインプラント、下はオールオンフォー

上顎の骨がない場合は、頬の骨を利用してザイゴマインプラントを使用する場合があります。

オールオンフォー自体、16㎜や18㎜の長いインプラントを使用することが多いのですが、このザイゴマインプラントは40㎜や50㎜とかなり長いインプラントを使うのが特徴です。下顎はスタンダードなオールオンフォーです。

## オールオンフォー上に入れる歯の種類

オールオンフォー上に入れる歯は主に3種類あります。

患者様の希望によって変えることがありますが、当院の場合、ほとんどの方にハイブリッドレジンタイプをおすすめしています。

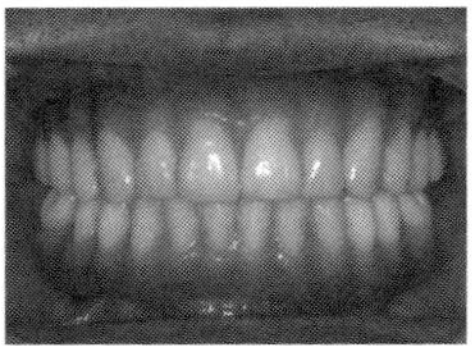

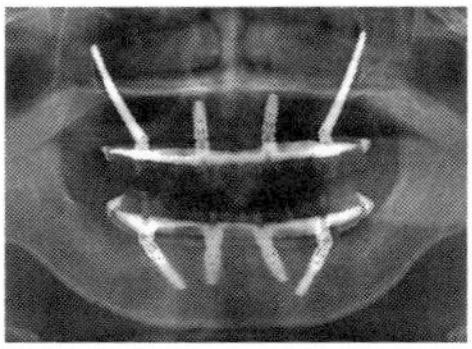

### ① ハイブリッドレジンタイプ

ハイブリッドとは「あいの子」と言う意味で、セラミックとプラスチックの「あいの子」の材料です。中には強固なチタン製のメタルフレームが入っています。

メタルフレームの上にハイブリットレジンと言われる材料を乗せています。長年使用して歯茎と上の歯に隙間ができてきた場合、このタイプは外して肉盛りができますから、私は好んでこのタイプを患者様におすすめしています。

上のハイブリッドレジンが欠けたり壊れたりすることがあっても、中のメタルフレームが壊れることはまずありません。

## ②オールジルコニアタイプ

フレームも歯の部分もすべてひとかたまりのジルコニアでできています。メタルを使っていないので、金属アレルギーの方でも使用できます。このジルコニアに歯の白や歯茎の赤を色づけします。

女性の方で、強度よりも審美性を一番に求める方、前からは見えない場所でもメタルの使用に抵抗がある方が希望されます。

## ③ 人工歯タイプ

人工歯タイプの内側にはメタルのフレームが入っており、フレームの上にプラスチック人工歯を貼りつけています。

強度は他のものに比べると劣りますので、どうしても費用を抑えたいと言われる方以外は今はあまりおすすめしていません。

| | | |
|---|---|---|
| **ハイブリットレジン** | 内側にメタルのフレームが入っています。<br>フレームの上にハイブリットレジンと言われる材料をのせています。 | 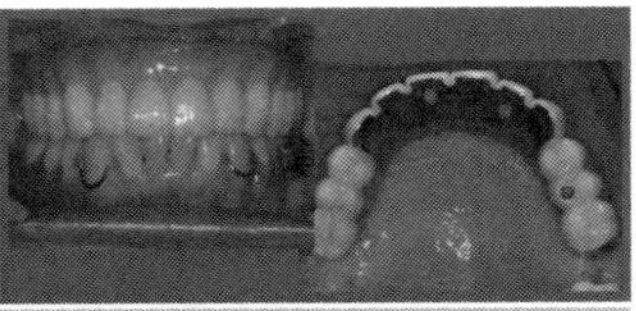 |
| オールジルコニア | フレームも歯の部分もすべてジルコニアで出来ています。<br><br>メタルを使っていないので金属アレルギーの方でも使用できます。 | 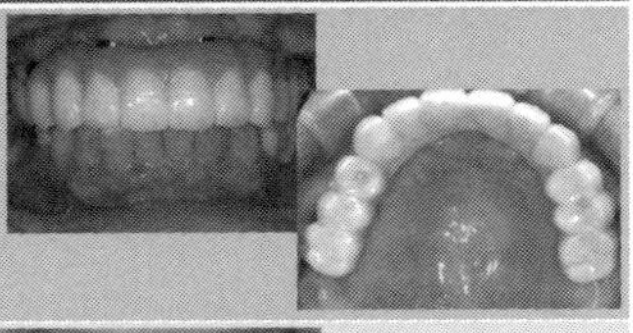 |
| 人工歯 | 内側にメタルのフレームが入っています。<br>フレームの上にプラスチックの材料をのせています。<br><br>強度は他のものに比べると劣ります。 | 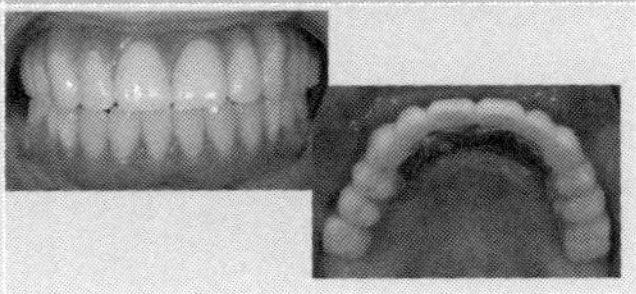 |

# 第7章

# それでもオールオンフォーが不安な皆様へ

ここまでの内容で、オールオンフォーについての理解はかなり深まったのではないかと思います。それでも「手術が怖い」「腫れや痛みが心配」といった不安があって決断できずにいる方もいらっしゃるでしょう。1回の手術で多くの歯を抜いてインプラントを埋め込むわけですから、そう感じるのも当然だと思います。

オールオンフォーの手術は、一般的に局所麻酔を使用しておこなわれますが、手術への抵抗感や不安をもつ患者様も少なくありません。特に手術や医療プロセスに対する恐怖心が強い場合、患者は治療を受けることに躊躇することがあります。

「何時間も口を開いていられるのだろうか」、「耐えられなかったらどうしよう……」、そんな方には眠っているあいだに手術が終わってしまう方法をおすすめしています。

## リラックス効果の高い「静脈内鎮静法」

当院では、患者様の不安や緊張を和らげるため、リラックス効果の高い「静脈内鎮静法」を導入しています。この方法では、点滴から鎮静剤を投与することで、ウトウトとしたリラックスした状態をつくり出し、手術中の恐怖心や痛みを軽減することができます。

実際に、静脈内鎮静法を用いた受けた患者様からは、「気づいたら手術が終わっていた」「痛みは全く感じなかった」といった声が多数寄せられています。手術に対する恐怖心や不安がある方は、「静脈内鎮静法」を取り入れている歯科医院に相談してみることをおすすめします。

また、手術後の腫れや痛み、ダウンタイムについても不安ですよね。「何日も顔が腫れて、外出できなくなったらどうしよう」「発熱してしまったらどうしよう」などの声も少なくありません。

オールオンフォー手術後のダウンタイムは、個人差がありますが、一般的には1週間程度で日常生活に戻ることができると言われています。ただし、手術直後は、飲酒や喫煙も、傷の治りを遅らせる原因となるため、控えてください。

## クリニック・歯科医師選びの重要性

オールオンフォーは自由診療なので、クリニックによって治療費が大きく異なる場合があります。使用するインプラントの種類や素材、手術方法、術後のメンテナンスなどの説明をしっかり聞いて、複数のクリニックで見積もりを取って比較検討することは大切です。

とはいえ、どの地域でも東京都内のように、オールオンフォーを取り扱っているクリニックがいくつも見つかるわけではありません。コンビニよりも多いと言われている歯科医院ですが、現在、オールオンフォーを取り扱っているクリニックは数えるほどしかないのです。

費用が高額で大きな手術を伴うものなので、セカンドオピニオン(注釈1)も重要になるでしょう。

前述しているように、オールオンフォーは、手術後のケアやメンテナンス、定期健診がとても大切な治療法です。歯科医師との信頼関係がないと、違和感や不具合がある時にうまく伝えられずにストレスを感じる可能性も大いにあります。

通院が必要な治療なので、ご自宅からあまり遠くのクリニックを選ぶことは難しいと思いますが、症例数はもちろん、できる限り不安のない状態で手術に臨めるよう、妥協せずに「優しくて腕のいい人間味のある歯科医」を探してください。歯科医師を信頼できれば、オールオンフォー治療におけるさまざまな不安も軽減していくはずです。

また、ご家族のサポートも大切です。「静脈内鎮静法」をおこなうと、手術後も頭がボーっとしてしまうので、一人で帰宅するのは心配です。手術当日、ご家族が付き添ってくれたり、手術後の心身のフォローを一緒におこなってくれたりと、理解、協力が得られれば、さらに安心して治療に臨めるでしょう。

不安や負担は一人で抱えず、歯科医師やご家族を頼りながらオールオンフォー治療を進めていきましょう。

＊注釈1……患者様が納得のいく治療法を選択できるように、診療を受けている担当医とは別に、違う医療機関の医師に「第2の意見」を求めること

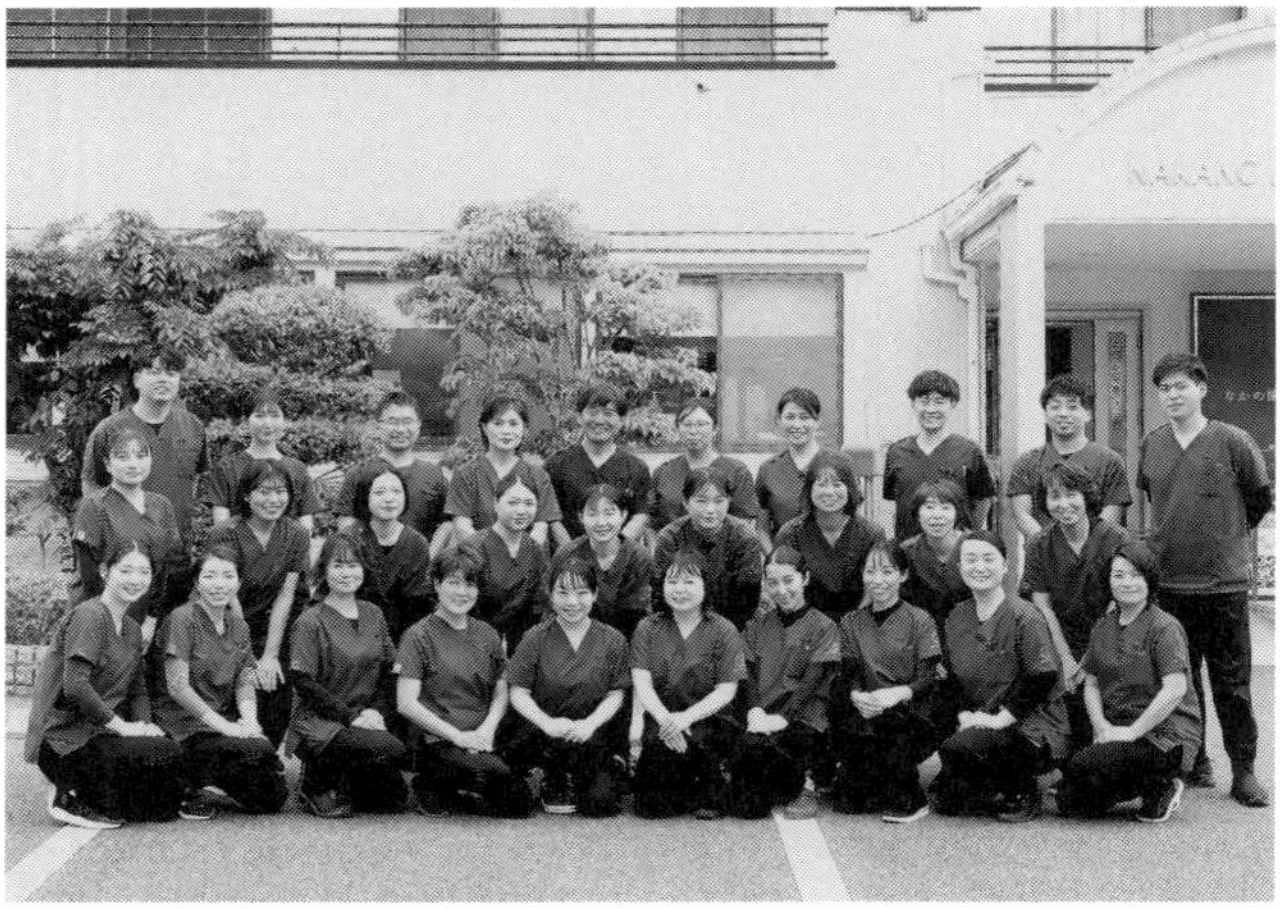

当院のスタッフです

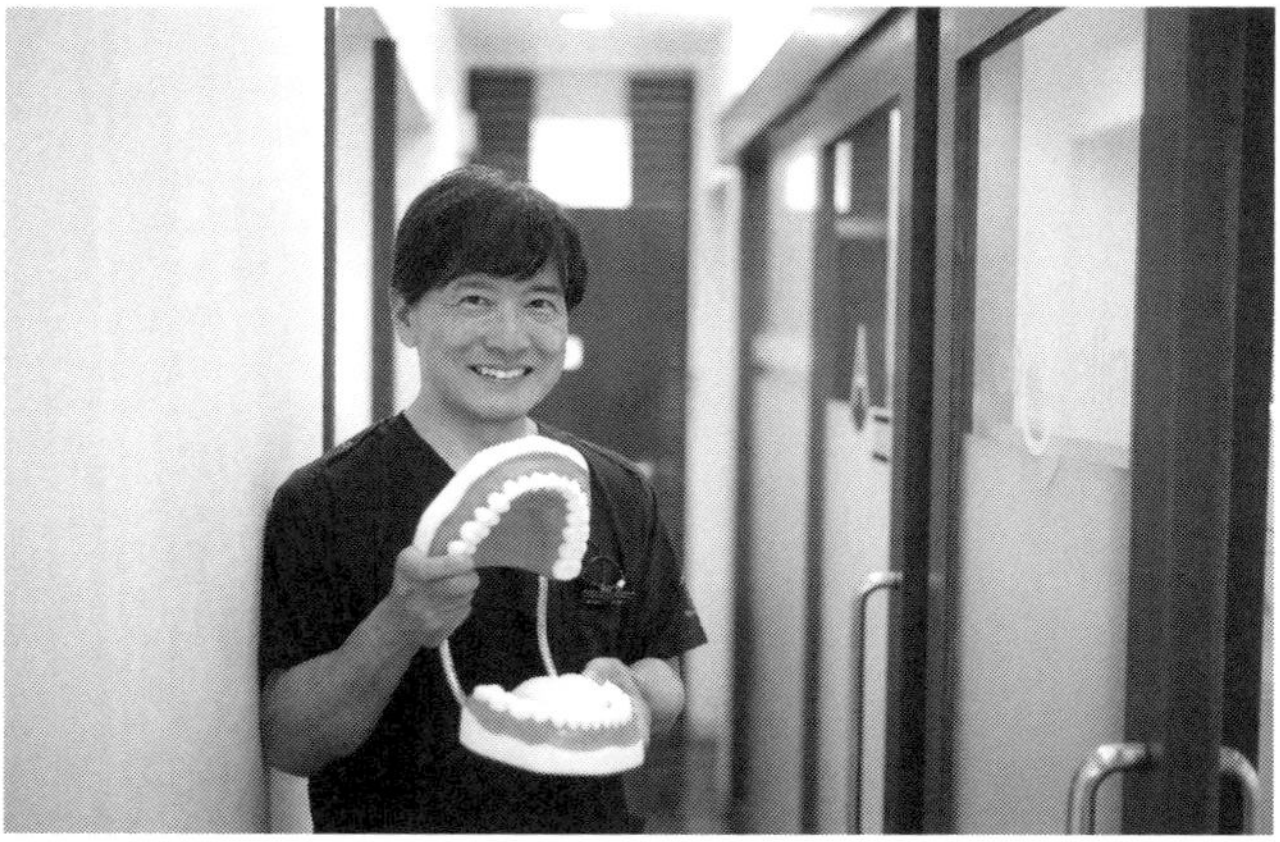

皆さんの笑顔をサポートしたいと思っています

# 第8章

# 記憶に残る3名の患者様

私はこれまで多くの患者様にオールオンフォー治療を施してまいりました。16年間で４００ケースにも及びます。その中でも、印象に残った患者様が3名いらっしゃいます。

ここでは、その患者様のお話をします。

## 若年性歯周炎で長年歯の悩みを抱えていたAさん

Aさんは、若年性歯周炎や侵襲性《しんしゅうせい》歯周炎と呼ばれる状態で、中学生の頃から歯茎が腫れる症状に悩まされていました。元々遺伝的に歯茎に問題がある方だったようです。毎月歯科医院に通い、クリーニングを受けていましたが、一向に症状は改善しなかったそうです。

当院に診察に来られた際に撮影したレントゲンを見てみると、残念ながら歯石がしっかり除去されていない状態でした。

実は、日本の歯科診療所で歯周病治療をしっかりとおこなっているところは10件に1件程度だと言われています。これは、保険診療の点数が低いため、十分な治療時間を確保することが難しいからです。

例えば、歯科衛生士が1時間かけてスケーリング・ルートプレーニングという治療をしても、微々たる点数しかつかず、歯科衛生士への時給も払えません。そのため、しっかりと歯周病治療をおこなう歯科医院は、30万円〜50万円程度の自費治療で対応しているところもあります。

このような背景から、Aさんは毎月定期的に歯周病治療に通っていたにも関わらず、きちんとした治療は受けられていなかったのです。「もっと早くうちに来てくれたらなあ……」と思ったものです。

Aさんは「私はもう、ずっと歯が悪いから、歯のことはどうでもいい」と諦めて、歯医者に通うのを辞めてしまったそうです。

しかし、いよいよ歯がぐらつき、柔らかいものすらも噛めなくなってしまった。これまで、歯茎が腫れるたびに歯医者を訪れては薬をもらったり、切って膿《うみ》をだしたりしてもらっていて、それを繰り返すうちにどんどん歯周病が進み、どうしようもない状態になっていたんですね。
そこでオールオンフォー治療を知り、当院に相談に来られました。

Aさんにはオールオンフォー治療として、上下4本ずつのインプラントを埋め込み、仮歯を入れました。するとすごく喜んでくださったんです。さらに、3ヶ月後、最終的な歯を入れると

「先生、なんで私はもっと早くオールオンフォーに出会わなかったんだろう。早く受けていれば、もっと美味しく食事ができたのに。先生、今では何でも噛めます！」

と言ってくださったのが非常に印象的でした。

## すべての歯の神経がなく、歯がグラついてしまったBさん

Bさんは、虫歯治療で多くの歯に被せ物をしているものの、グラグラ動いている状態。上の歯は残っている6本で12本全部を繋げていて、さらに全ての歯の神経を取っていました。それにより、歯の根っこが割れていて、膿が出て痛みが強く、噛むこともままならない状態で来院されました。

歯の根っこが割れていることにより、上顎の一部の骨がなくなってしまっていたため、通常のオールオンフォー治療ができませんでした。

そこで、ザイゴマインプラントという45㎜の長いインプラントを頬骨（＝頬の硬い骨）に入れるインプラント治療をおこないました。ザイゴマインプラントをおこなっている歯科医院は、実は国内でもそれほど多くありません。

通常のオールオンフォーよりも腫れなどの心配があるのですが、次の日ほとんど腫れずに来院されて本当に嬉しく思いました。

このような歯の状態の方は、若いときからずっと歯医者に通っています。「ここが悪くなっているから、神経をとりましょう」「次はここも取りましょう」とどんどん神経を取られてしまうのです。

外国ではそのような治療をおこなうことはあまりありません。なぜ日本では、このような方が多いのかというと、治療費が安いからです。日本の保険治療の弊害かもしれませんが、神経を取る治療はそれほど高額でなく、患者の懐は傷まない。保険で被せ物をすればこれも安い。

だから「痛くなったら歯医者に行けば良い」と考えて、何度もそのような治療を繰り返してしまうのです。それで良くなるのかというと、決して良くなるわけではありません。

Bさんも、歯科医院で次々と神経を取る治療を受けていなければ、その年齢で全ての歯を失うことはなかったかもしれません。

## 他の歯科医院で断られてしまったCさん

Cさんは40代の女性で、とてもきれいな方でしたが、歯は総入れ歯でした。下は前歯だけが自分の歯で、左下にはインプラント、右下は歯がない状態。

当院を受診する前に一度、どうしても総入れ歯が嫌で、大阪市の専門医に相談に行ったそうです。しかし、その歯科医師に「あなたはあごの骨がないから、オールオンフォーができない」と言われてしまったため、当院に相談に来られました。

Cさんにはギリギリ骨があったので、オールオンフォーのスタンダード4本とプラス1本、合計5本のインプラントを使って治療をおこないました。

専門医に「できない」と言われたときにあきらめていたら、Cさんはずっと入れ歯のまま過ごしていたかもしれません。

3名の患者様のことを思い出す度、改めて歯科治療の重要性と、適切な治療法を選択することの大切さについて考えるのです。患者様の立場で考えれば、諦めずに複数の意見を聞くことがいかに大切か、ということもわかります。

私たち歯科医師は、良くも悪くも患者様の人生を大きく変える可能性をもっています。一人ひとりの状況を丁寧に見極め、最適な治療法を提案することが歯科医師の使命だと感じています。

そして、患者様にお願いしたいのは、歯の健康を軽視せず、早めの対策を心がけていただくことです。

どんな状態でも「もう遅い」などと思わずに、納得がいくまで専門医に相談してください。その後の人生を豊かにする素晴らしい治療結果が、そこに待っているかもしれませんよ。

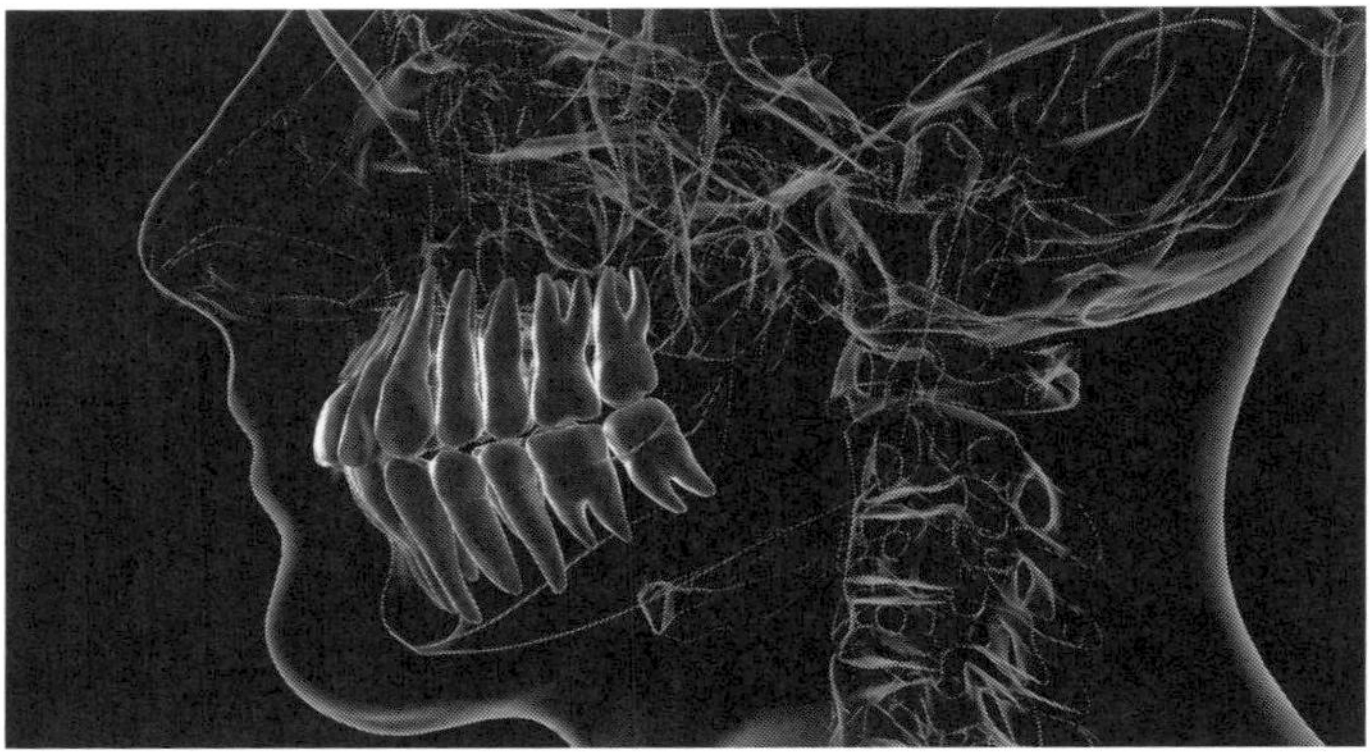

人間の歯は骨に守られています

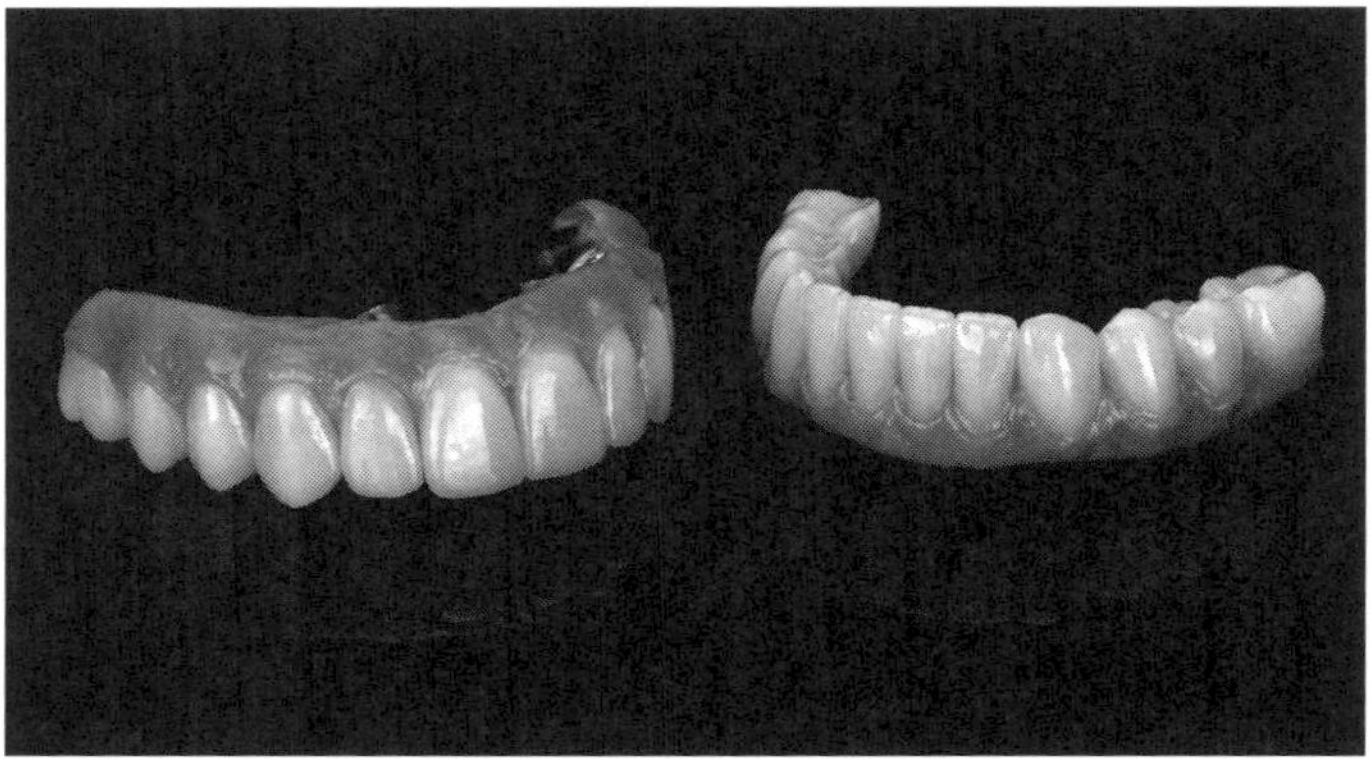

オールオン４の上の歯です

# 第9章

# 患者様の体験談
# ～日常生活がこんなに変わった！～

オールオンフォーは、多くの方の人生を変える可能性を秘めています。ここでは、実際にオールオンフォーで笑顔を取り戻した方々の喜びの声をご紹介します。

## 「先生がしっかりと説明してくれて、安心して手術を受けられました」（66歳　女性）

手術前は不安が強く、何度も同じ質問を繰り返してしまいましたが、そんな私にも先生は根気強く説明してくださったので安心して手術を受けることができました。

当日は先生が手術着を着用していて、「ああこれって手術なんだ……」と改めて思い、怖い気持ちはありましたが、先生を信頼していたので不安はありませんでした。

術後は痛み止めを処方してもらいましたが、内服したのは1回程度でした。ちょっとした食事制限がありましたが、市販の介護食が結構美味しかったので不自由はありませんでしたし、ついでにダイエットができました！

2年ほどは食材を小さく切るためにマイナイフ・フォークを持参していましたが、いまではおせんべいもフランスパンもかじって食べています。こんなに快適に過ごせるなんて思ってもいませんでした。そして、歯を大切にする習慣が身についたと感じます。

私は、思い切り食べて、思い切り笑えて、おまけに年齢より若く見られるようにもなりました。

## 「歯周病でまともに食事ができずにいた」（54歳　男性）

私は歯周病でほとんどの歯茎にぐらつきがあり、まともに食事ができない状態でした。歯周病は虫歯のように痛みがないので、治療せず放置した結果です。

必死で歯医者さんを探したところ、なかの歯科を見つけ、ここなら治療してもらえると思い、藁にもすがる気持ちで受診しました。

下の歯をすべて抜き、オールオンフォーを受けました。上の歯はまだ入れ歯ですが、近いうちにオールオンフォーをしようと思っています。

今では食事も楽しむことができますし、仕事でも自信をもって笑うことができるようになりました。最高です！　治療して感じたのは、使えない自分の歯よりも、使える人工の歯のほうがよっぽどいいということ。

術後は少しの痛みと食事制限がありますが、その先には「食べる楽しみ」が待っています。先生や看護師さんがとても親切で、安心して受けられますよ。

## 「上下の歯ともボロボロで寝ている時以外ストレスを感じていた」（57歳　女性）

上下の歯どちらもボロボロで、上は部分入れ歯を入れていました。まともに食事をすることも、笑うことも、きちんと発音することもできず、寝ているとき以外は常にストレスを感じていました。

オールオンフォーの治療をしてからは、しっかり噛んで食べられるようになり、食事が楽しめるようになりました。また、歯がないことへのストレスが解消され、身体の調子もよく、仕事などの集中力も上がったため、生産性がかなり上がったと実感しています。

歯がボロボロで悩んでいる方にとって、オールオンフォーは間違いなく「費用に見合う治療法」としておすすめできます。

## 「10年間つけていたブリッジに限界を感じていた」（67歳　女性）

歯医者には昔からよく通っていたのですが、年とともに治療頻度が増えていきました。上の歯を長いブリッジで繋いで10年近く過ごしていたのですが、徐々に歯茎が腫れたり、ぐらついたりして限界を感じていました。

そんな時に中野先生のYouTubeチャンネルを見て、オールオンフォーを知り、思い切って相談に行きました。先生は経験豊富で、説明も丁寧にしてくださり、安心しておまかせできると確信して手術をお願いしました。

手術中、しんどくなった時には「順調ですよ」と声をかけてくださり、おだやかな気持ちで手術を受けることができました。

手術後は、その日のうちに仮歯が入るのがとても良かったです。当日の夜、少し出血したり、腫れたりしていたのですが、先生から経過確認の電話をいただけて安心しました。

本歯が入ってからは、しっかり噛んで好きなものを何でも食べられるようになり、とても快適です。毎日歯磨きとメンテナンス、定期健診をしっかり受けて、大切に使って行きたいと思います。

これらの例からわかるように、オールオンフォーは単に歯の機能を回復するだけでなく、人生の質を大きく向上させる可能性があります。食事を楽しめるようになったり、自信をもって人と接することができるようになったり、その効果は絶大です。

オールオンフォーの成功事例は、患者様の笑顔と自信を取り戻すための感動的な物語であり、医師の専門知識と技術の結集によって実現されるものです。

しかし、全ての方にオールオンフォーが適しているわけではありません。また、治療にはある程度の時間と費用がかかります。そのため、専門医との十分な相談をおこない、自分に最適な治療法を選択することが大切です。

# 第10章

# オールオンフォーの最新技術「ザイゴマインプラント」

ザイゴマインプラントは、オールオンフォーインプラントの一種で頬骨（ザイゴマ）に長いインプラントを埋め込む治療法です。従来のオールオンフォーの場合、上顎の骨にインプラントを埋め込み治療をおこないますが、極端に上顎が少ない方は治療を施すことができません。

そこで、骸骨《がいこつ》の中でも硬くて良質な骨である頬骨を用いて長いインプラントを入れることで、上顎のないケースでも治療を可能としているのです。

## 上顎の骨がなくてもインプラント・オールオンフォーが可能

通常のインプラントは直径4㎜、長さ10㎜～12㎜のものを使うのが一般的ですが、ザイゴマインプラントの場合40㎜～50㎜のものを使います。非常に難しい治療法であり、国内でこの治療ができるのは私を含めて10名ほどです。

ただ、ザイゴマインプラントには上顎洞炎《じょうがくどうえん》や頬部膿瘍《きょうぶのうよう》を引き起こすリスクがあります。万が一発症してしまった場合には、適切な治療をおこなえば問題ないことがほとんどですが、注意が必要です。

当院では無理をしないザイゴマインプラントをおこなっていますので、リスクを最小限に抑えていますが、それでも通常のインプラントよりは腫れや痛みが出やすいのは事実です。

ザイゴマインプラントは、決して簡単な治療ではありません。高度な技術と経験が必要です。しかし、適切におこなえば、患者様の人生を大きく変える可能性を秘めています。噛めない、話しにくいといった悩みから解放され、自信をもって笑顔で過ごせるようになる。そんな患者様の姿を想像すると、身が引き締まる思いです。

歯科治療でお悩みの方、特に全ての歯を失ってしまった方々、骨が少なくてインプラントを諦めていた方々に伝えたいことがあります。

「諦めないでください」

上顎がなくインプラント・オールオンフォーを断られてしまったという方も、ぜひ当院にご相談ください。技術は日々進歩しています。私たちにご相談いただければ、ザイゴマインプラントも含めて、最適な治療法をご提案させていただきます。

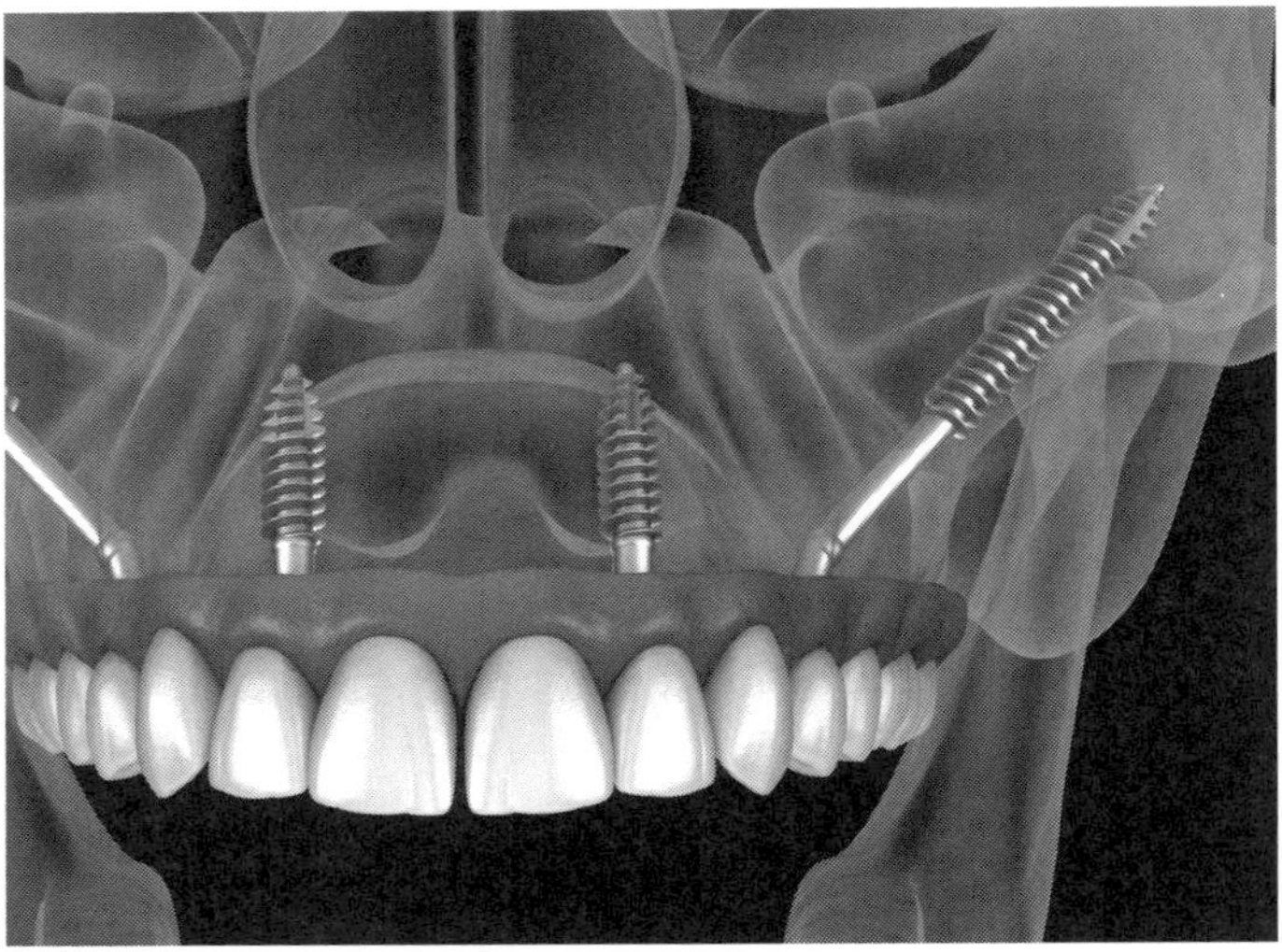

ザイゴマインプラントのイラストです

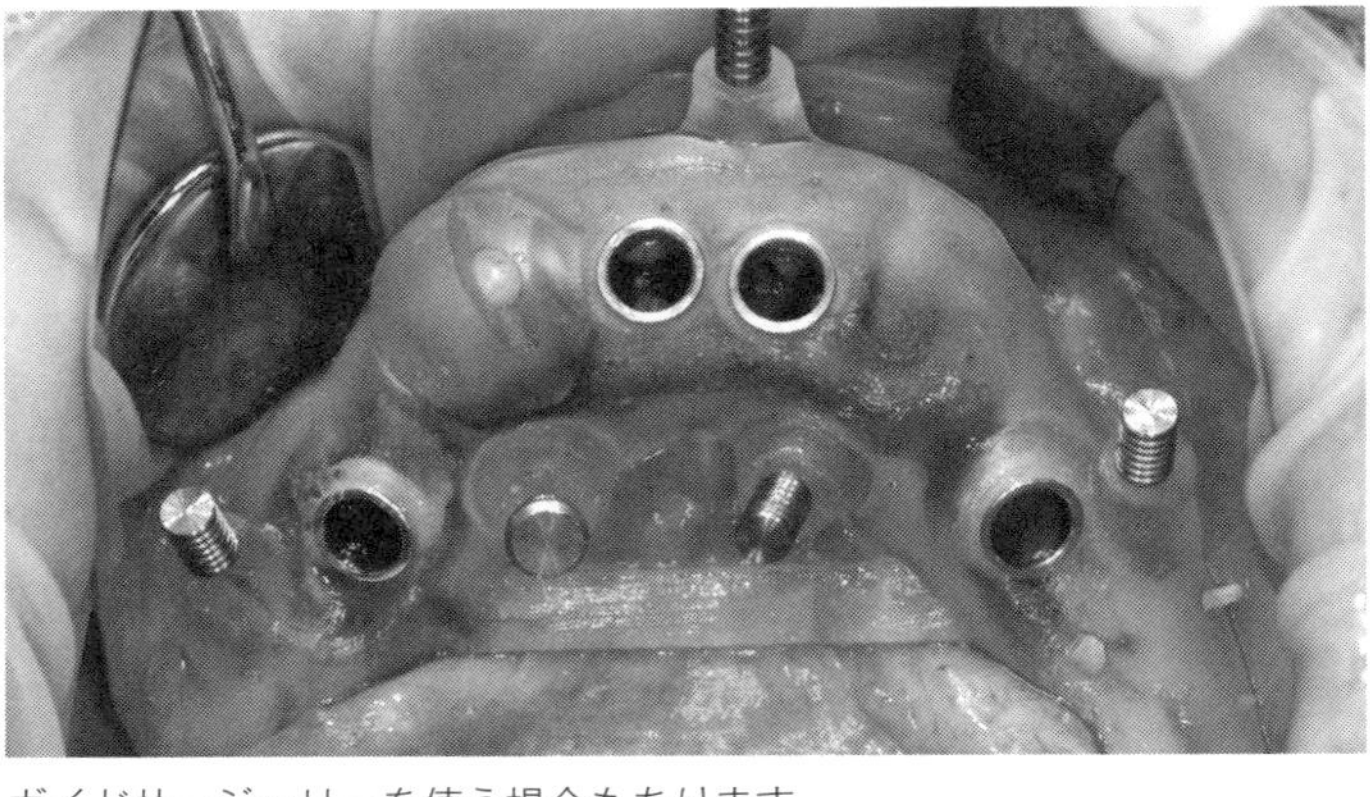

ガイドサージェリーを使う場合もあります

# 第11章
# 気になる費用と支払い方法

オールオンフォーを検討されている方が一番気になるのは費用についてですよね。決して安いものではないので「いくらかかるの？」「自分に払えるかな？」と思うのは当然です。

当院ではかかる費用をしっかりと提示しています。もちろん、患者様の歯の状態により費用が増減することはありますが、「思ったよりも高額になった」なんてことには絶対いたしません。

費用の内訳や総額、支払い方法などについても、納得いただくまでご説明いたしますのでご安心ください。

ここでは、オールオンフォーの費用について説明いたします。なお、ここでの金額はあくまで目安です。実際の金額は患者様ごとに異なりますので、ご相談時に説明いたします。

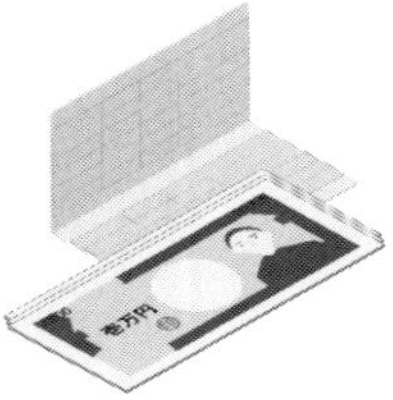

| 項目 | 費用 | |
|---|---|---|
| インプラント本体 | 1,804,000 円（４本／税込）<br>※追加分は１本につき 165,000 円（税込み）<br>＊加算は２本ごと | |
| ＣＴ撮影 | 初回　　　：38,500 円（税込）<br>２回目以降：11,000 円（税込） | |
| 人工歯 | レジン | 660,000 円（税込） |
| | ハイブリッドレジン | 880,000 円（税込） |
| | ジルコニア | 1,650,000 円（税込） |

## 治療費の内訳　～何にいくらかかるの？～

インプラント本体（４本）の金額に加え、状態によって追加のインプラントが必要な場合もございます。この場合、追加は２本ごとで、例えば、６本でしたら追加費用が33万円（税込）になります。

そして、人工歯の部分ですが、これには3種類のタイプがありますので、ご希望に応じて選択いただけます。

## 医療費控除の利用で税金の一部が戻ってきます！

オールオンフォー治療は保険適用ではありませんが、医療《いりょう》費《ひ》控除《こうじょ》の対象です。確定申告の際に申請することで、支払った医療費の一部が税金として戻ってくる可能性があります。

年収によっては、かなりの金額が戻ってくる方もいらっしゃいますので、医療費控除は必ず受けるようにしましょう。

**医療費控除の対象となる費用（審美治療を除く）**
**（実際に支払った医療費の合計額）－（保険金などで補填される金額）－10万円**

上記の式で計算した金額です。（注：最高で200万円）

対象となるのは、
・自分自身と生計を共にする家族のために支払った医療費
・その年の1月1日から12月31日までに実際に支払った医療費
・治療にかかった費用と、診療や治療のための電車代・バス代等

所得金額が200万円未満の方は、10万円ではなく、所得金額の5％を差し引きます。

参考までに、治療費として100万円を使用した場合の還付金例をあげていますので、年収と照らし合わせてみてください。（扶養条件なし）

| 年収 | 給与所得（給与控除後） | 課税所得 | | 税金比較（所得税＋住民票税） | | 税金還付金額①－② | 実質医療費 |
|---|---|---|---|---|---|---|---|
| | | 課税給与所得 | 医療費控除使用後 | 通常① | 医療費控除使用後② | | |
| 3,000,000 | 1,920,000 | 1,540,000 | 636,000 | 240,000 | 104,400 | 135,600 | 864,400 |
| 4,000,000 | 2,660,000 | 2,280,000 | 1,380,000 | 367,500 | 216,000 | 151,500 | 848,500 |
| 5,000,000 | 3,460,000 | 3,080,000 | 2,180,000 | 527,500 | 347,500 | 180,000 | 820,000 |
| 6,000,000 | 4,260,000 | 3,880,000 | 2,980,000 | 745,500 | 507,500 | 238,000 | 762,000 |
| 8,000,000 | 6,000,000 | 5,620,000 | 4,720,000 | 1,267,500 | 997,500 | 270,000 | 730,000 |
| 10,000,000 | 7,800,000 | 7,420,000 | 6,520,000 | 1,821,600 | 1,537,500 | 284,100 | 715,900 |
| 15,000,000 | 12,550,000 | 12,170,000 | 11,270,000 | 3,706,100 | 3,319,100 | 387,000 | 613,000 |
| 20,000,000 | 17,300,000 | 16,920,000 | 16,020,000 | 5,748,600 | 5,361,600 | 387,000 | 613,000 |

## 家計を圧迫しない選択肢
## ～デンタルローンの活用法～

当院では４つの支払い方法に対応しています。

- 現金
- 銀行振込
- クレジットカード
- デンタルローン

多くの方が利用されるのがデンタルローンです。以前は最長84回払いまでだったのですが、現在は１２０回払い、つまり10年間の分割払いまで可能になりました。

例えば、２５０万円の治療費を10年で分割すると、月々の支払いは2万円程度とかなり少額に抑えられます。

（ただし、手数料は別途かかります）

デンタルローンの大きな利点は、途中で一括返済ができることです。例えば、最初の数年間は毎月の支払い額を少なく抑え、その後、退職金などのまとまったお金ができたら一括で返済するという方法も可能です。

また、治療費の一部をデンタルローンで支払い、残りを現金で支払うといった組み合わせも可能です。

36回払いまでは当院が金利を負担いたしますので、患者様の金利負担ゼロでお支払いいただくこともできます。

このようなデンタルローンの活用により、一度には高額な支払いが難しい方でも、オールオンフォーの治療を受けやすくなっています。治療費や支払い方法について心配な点がある場合は、スタッフにご相談ください。

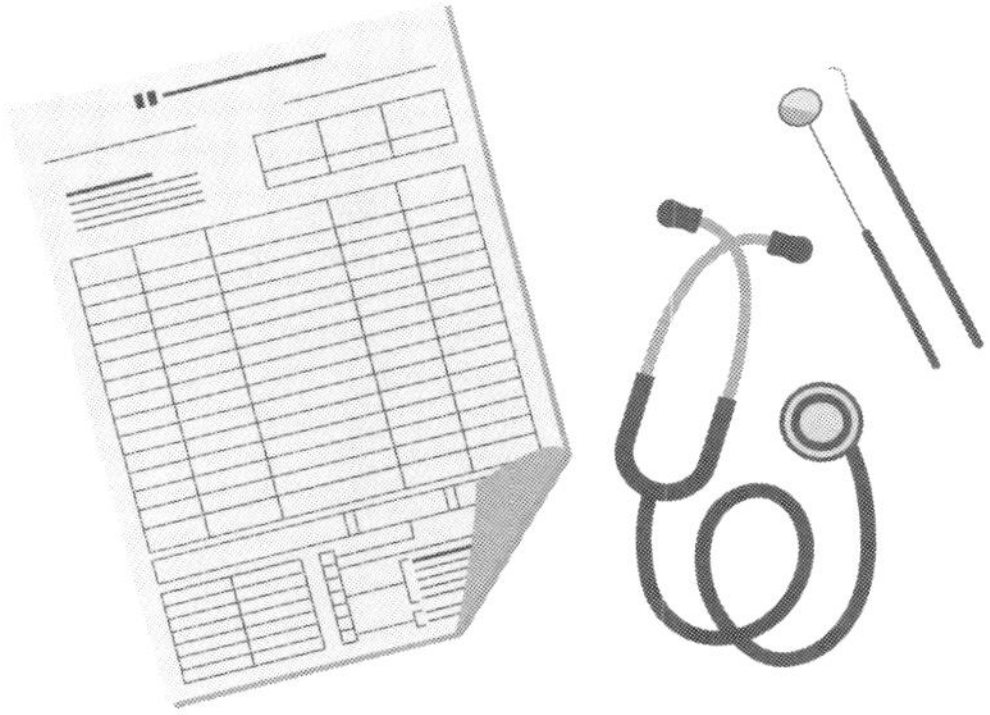

オールオンフォーは決して安い治療ではありませんが、長期的に見れば費用対効果の高い選択肢です。特に、歯周病で歯がグラグラしている方や、近い将来に歯を失う可能性がある方にとっては、検討する価値のある治療法です。

40代や50代の比較的若い方でも、このような悩みを抱えている方は少なくありません。今後の30年、40年を考えると、さまざまな支払い方法やデンタルローンの活用を検討することで治療を受けられる可能性があります。

歯の健康は全身の健康にも関わる重要な問題です。しっかりと噛めるようになることで、生活の質が大きく向上する可能性があります。まずは相談してみることをおすすめします。

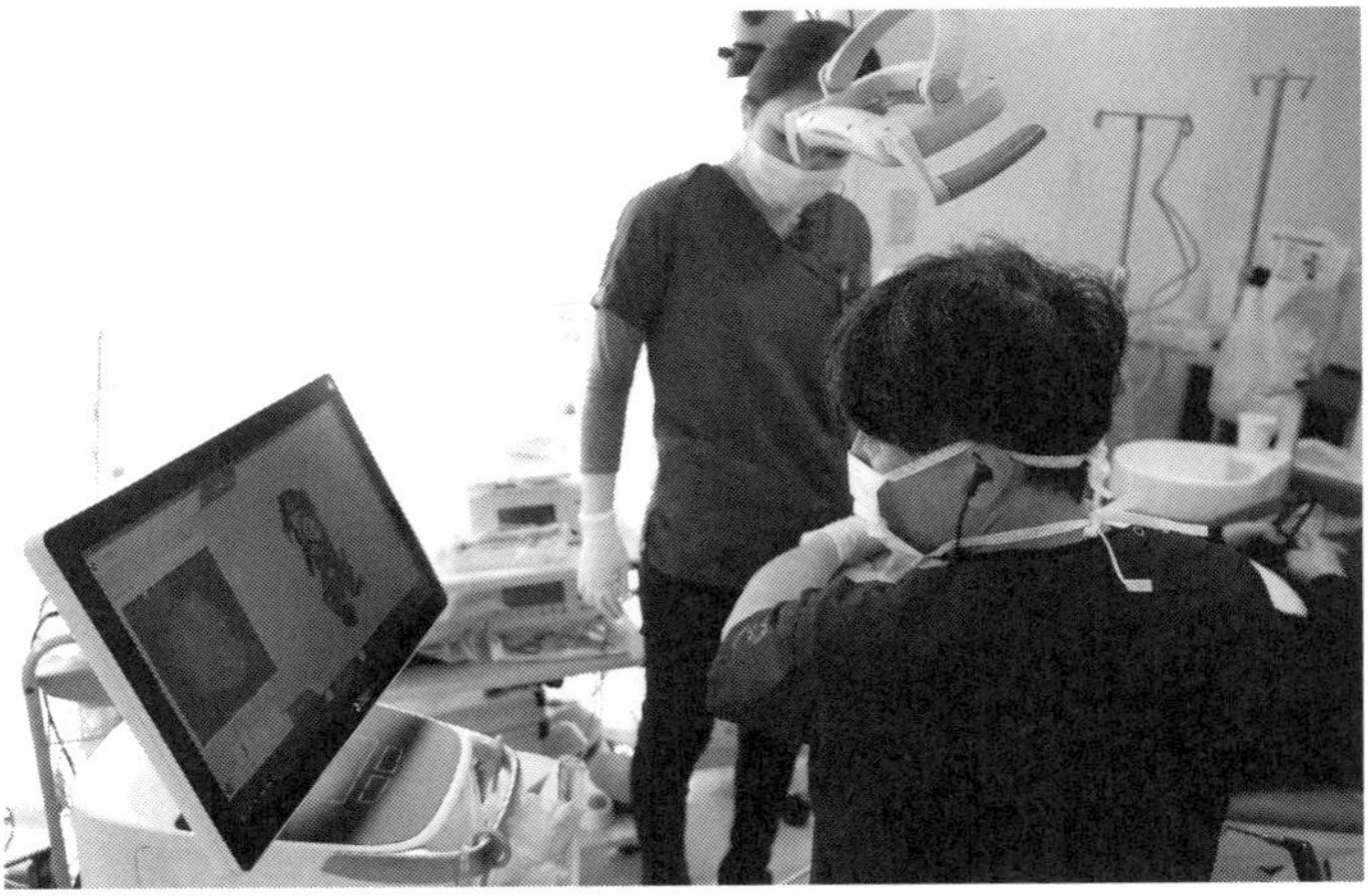

デジタルによる光学印象です

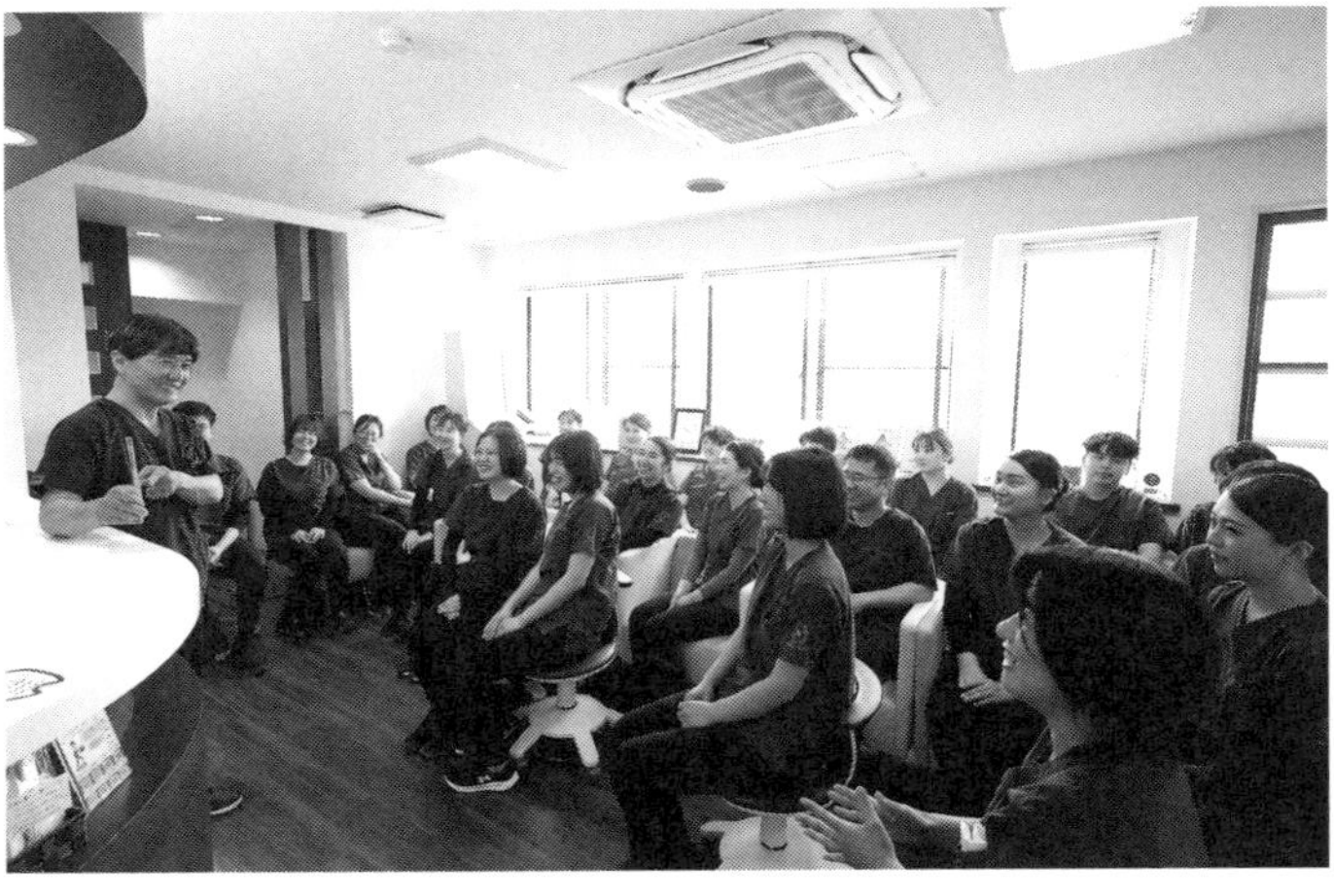

当院はミーティングを大切にしています

# 第12章

# オールオンフォーに関するよくある質問

ここでは、患者様やご相談者様からよくいただく質問をまとめました。ぜひ、参考にしてください。

## Q1　私のあごの状態でもオールオンフォーはできますか？

当院では、下顎のオールオンフォーについてはお断りしたことが一度もありません。もちろん状態にもよりますが、どのような状態でもできる可能性が高いと思います。

上顎については、極端に骨が少ない場合には難しいこともありますが、ザイゴマインプラント治療であればできる可能性はあります。

ご相談・カウンセリングは無料でおこなっていますので諦めずにぜひ一度ご相談ください。

## Q2　手術の時間は長いですか？

インプラントを埋め込む手術自体は、2~3時間程度で終了します。その後は仮歯をつくる時間が2~3時間程度。この間、患者様にはご休憩いただきます。仮歯が完成したら装着するのに1時間。合計で6~7時間程度です。上下両顎の場合、朝9時に手術を開始し、夕方4時ごろにはお帰りいただけます。

## Q3　手術は痛いですか？

手術中は局所麻酔をしますので痛みはありません。治療に恐怖心があり、不安が強い場合には、「静脈内鎮静法」という半分寝ている状態にして手術をおこなう方法も可能です。

静脈内鎮静法を受けた方からは「手術中はうとうとしていて、いつの間にか手術が終わっていた」「時間が半分に感じられた」とおっしゃる方がほとんどです。

手術に不安がある方は、お気軽にご相談ください。

## Q4　術後にMRIやCTを受けても大丈夫でしょうか？

オールオンフォー治療でインプラントを埋め込んでいても、MRIやCTの検査を受けられます。

CT検査はX線を用いる検査ですので、金属を身につけていても問題なく検査が可能です。

MRI検査は磁気を用いた検査のため、貴金属を外すように指示されますが、インプラントの金属はMRI検査に支障のない種類の金属でできています。そのためMRIについても問題ありません。

もし、どうしても不安な場合には検査する際に担当の医師や検査技師に相談してみてください。

## Q5　4本で支えるインプラントのうち、1本ダメになったらどうなりますか？

過去3名の方が4本のうち1本~数本のインプラントがダメになり、除去したことがあります。その場合、3ヶ月程度、骨の回復を待って再度インプラントの追加手術をおこなうのが一般的です。

上の歯も作りなおしますが、保証適用の場合は、全て無料で再治療をいたします。

## Q6 老後に寝たきりになったり施設に入ったりした時はどうなりますか?

基本的に当院から10キロ程度と近い施設の場合、当院から歯科医師や歯科衛生士が施設に訪問して診療や口腔ケアをおこなうことが可能です。

オールオンフォーはネジ止めのため、ネジを全て外してその上から入れ歯を入れることは可能ですが、当院では過去にそうした方はいらっしゃいません。

## Q7　タバコを吸うんですが、どうでしょうか？

患者様には、歯科医師として「禁煙してください」とお話ししています。タバコは治癒を遅らせますし、感染症のリスクを高めるため、治療の成功率をさげることになってしまうからです。当院では、手術の２週間前から禁煙をお願いしています。また、術後も半年間は吸わないようにしましょう。

どうしても禁煙が難しい場合でも手術をすることはありますが、その場合、保証の内容などが変わる可能性があるということだけはご理解ください。

## Q8　下の歯を残した場合、色が違ってしまいませんか？

下に自分の歯が残っている場合、３通りの方法があります。

・下の歯と同じ色か同じ色調で少し白い歯を作る

・下の歯をホワイトニングして今より白めの歯を入れる
・下の歯をセラミックなどで被せて、今より白めの歯を入れる。

## Q9 オールオンフォーはどれくらいもちますか？

一概には言えませんが、通常であれば10年以上はもつとされています。インプラントを埋め込んだ骨や口内の状態などによって変わりますが、しっかりメンテナンスをして20年～30年もつ方もいらっしゃいます。

一方、メンテナンスを怠ると、5年程度で寿命を迎えてしまうこともあります。もし寿命を迎えてしまった場合、交換する必要があります。その際は担当の歯科医師に相談しましょう。

なにはともあれ、大切なのは日々のメンテナンスと定期健診です。オールオンフォー治療のあとは、これらのことを欠かさずおこないましょう。

## Q10 手術後はどんなことに注意すればいいですか？

手術直後は痛みがでることがありますが、処方された痛み止めを服用しておさまる程度であれば問題ありません。歯科医師の指示に従って服用しましょう。もし、痛みが強い場合、長引く場合には遠慮なく担当医に相談してください。

また、顔や口周りに腫れがでることがありますが、これも自然な反応ですので、心配する必要はありません。氷のうなどを20分程度あてて冷やすと効果的です。就寝時には枕を高くして寝ると血流が改善され腫れが軽減することがあります。

食事はスープやヨーグルト、ゼリーなどの柔らかいものから食べはじめてください。そこから徐々に普通の食事に戻して行きましょう。食事については担当医から説明がありますので、それに従ってください。

歯磨きも刺激を与えるので、いつも通りゴシゴシするのはＮＧです。担当医の指導に従って優しくお手入れをしましょう。

また、手術直後は喫煙や激しい運動は厳禁です。身体を休めながら健康的な生活を送ってください。運動を再開できる時期は患者様の状態によって変わるので、その都度担当医に相談しましょう。

## Q11　インプラントを骨に埋入して身体に影響はありませんか？

インプラントの材質はチタンと呼ばれる金属です。チタンは骨折治療などで使われており、人間の体と親和性が高いうえ、腐食しないので体への悪影響はほぼありません。

金属アレルギーの方でも問題のない金属です。ただし、数千人に1人程度の確率で、チタンアレルギーの方がいるので事前に調べておきましょう。

ちょこっとコラム

## Ⅳ 「NHKでテレビデビューをした話」

私は地元のラジオで15年間、テレビでは13年間、歯科の情報を生放送で発信し続けてまいりました。

そんな私の夢はテレビ局の総本山、NHKの渋谷スタジオに行き、歯科の情報をしっかりと発信すること。その夢が、ついに叶うことになったのです!

NHKの番組ディレクターから1通のメールをもらったのは2023年の1月のことでした。

「『所さん!事件ですよ』という番組で、歯科の特集をしますので、是非中野先生に協力をお願いできませんか?」という内容です。

「東京には有名な歯科医師の先生が多くいらっしゃるのに、どうして岡山の私なんですか?」と聞くと、中野先生はYouTubeでも有益な歯科情報をしっかりと発信されているので選ばせて頂きましたとの返答をいただきました。

「渋谷スタジオまで来て頂く必要がありますが、先生のご都合はいかがですか？」との質問に、私の答えはもちろん「Ｙｅｓ‼」です。メールでの打ち合わせ数回と、オンラインでの会議を数回おこなって、私のＮＨＫデビューが正式に決まりました。

そして収録当日。前日の水曜日の夜は私のＮＨＫデビューの前祝いということで、銀座の料理長の美味しい食事を頂きました。その料理長は、今までも多くのテレビ番組に出演されていた方なので、翌日の私のＮＨＫデビューのことを話して、どうすれば爪痕を残せるかを相談してみることにしたのです。

「ダジャレやおもしろいことをしゃべった方がいいですよ！　収録ならほとんどカットされるかもしれませんが」とのアドバイスを頂き、私はどの段階で笑ってもらえるフレーズを入れるべきか、妻と何度も何度も相談しました。

木曜日のＮＨＫの渋谷スタジオ、集合は午後1時。

スタジオ内には有名な俳優さんや芸人さんが普通に歩いていて、流石に天下のＮＨＫの総本山は凄いと興奮したものです。

30分ほどかけ、人生初のお顔のメイクとヘアメイクをしてもらい、控室で打ち合わせを終えて、午後2時15分にスタジオ入り。スタジオには、既に所さんが入られていて、スタッフさんと打ち合わせをされてました。

私はいつもの診療室でのスクラブではなく、白シャツの上に白いロングの白衣を羽織り、ドジャーズカラーのブルーのネクタイをして本番に臨みました。

そして、4月13日土曜日、私が出演した「所さん！事件ですよ」が全国で放送されました。どんな放送がされるのか、収録のどの部分が使用されてどの部分がカットされたのか、事前には全く聞かされていません。

私が言いたかった震災時の口腔ケアについてもしっかりとコメントを使われていてひと安心。私が言いたかったほとんどのことが、全て番組内でコメントとして使われていて嬉しく思いました。

安堵する中、最後にひとつだけ心配なことが。

私はほぼ１００％歯科医師として真面目なコメントをしていたのですが、料理長のアドバイス通り、ひとつだけ思い切った笑いを取れるコメントを考えていて、前日から何度も何度もおもしろく言えるように練習を重ねていたのです。

「○○さん、事件ですよ！　おもしろいコメントが言えなくなります！」

このコメントがカットされるのは凄く辛いと思っていたのです。番組終了まで後３分となり、私の笑いを取るコメントはまだ出ていない。

やはりダメか？　と思っていたら、番組のエンドロールが流され、私の渾身を込めた笑いを取るコメントがラスト５秒で放映されました。

私は喜びのあまり涙を流しました……！

初めてのテレビ出演。歯科医師として伝えたいことも伝えられましたし、ちょっとばかり笑いを取ることができて、最高の経験となりました。

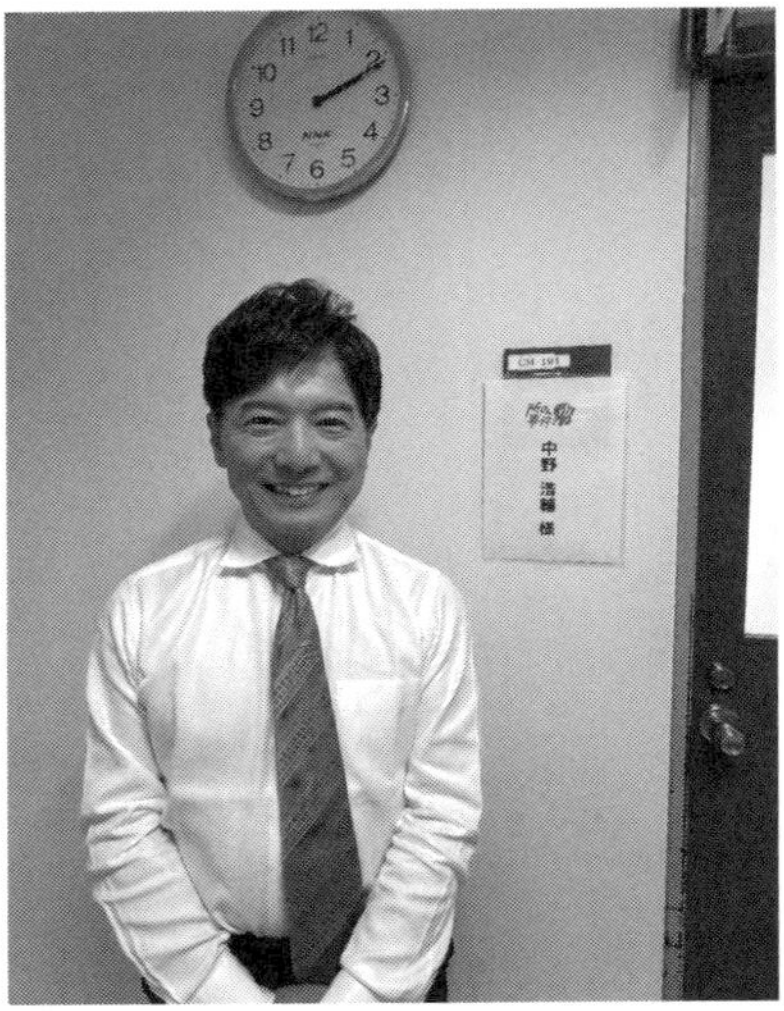

NHK のスタジオ前で

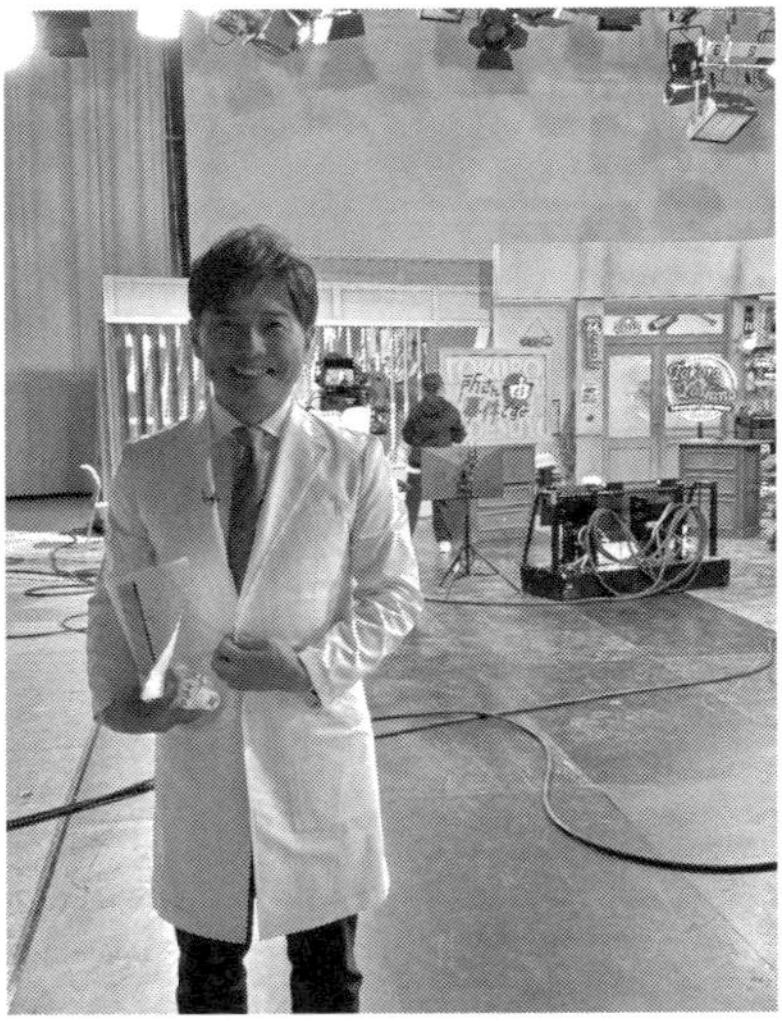

今から本番です

# 終章
# 私がリスボンのマロークリニックに行った話

最後に、私がリスボンにある「マロークリニック」にてオールオンフォーを学んだ経験についてお話させてください。

オールオンフォーの発祥地であるポルトガルのリスボンへの研修旅行は、私の歯科医師としてのキャリアに大きな影響を与えました。

約17年前、オールオンフォー開発者のパウロ・マロー先生の日本での講演を聴講し、その卓越した技術と知識に感銘を受けました。その後、本場リスボンにあるマロークリニックでの研修を強く希望するようになったのです。

深い学びを得るため、ノーベルバイオケア社を通じて3日間の個人セミナーを申し込みました。

リスボンへの旅は長時間のフライトと複数回の乗り継ぎを伴う大変なものでした。当時は高額な旅費を捻出することができなかったため、できるだけ安く済ませるフライトを探したものです。

岡山空港から韓国の仁川空港を経由し、パリのシャルル・ド・ゴール空港で乗り継ぎ、リスボンに到着しました。仁川からパリまで11時間、パリのシャルル・ド・ゴール空港で5時間程の乗り継ぎの待ち時間があり、さらにそこからリスボンまで5〜6時間。1日以上かけてリスボンに到着しました。到着後はマロークリニックの隣にあるシェラトンリスボンホテルに宿泊。翌日からクリニックでの研修がはじまりました。

クリニックに着くと、その規模の大きさに驚きました。大学病院よりも大きな建物で、全てが最先端の歯科診療施設だったのです。3日間のセミナー中は写真撮影が禁止されていましたが、外観写真は許可を得て撮影できました。

クリニック内部は想像以上に充実しており、全ての診療室が個室で、プライバシーが十分に確保されていました。さらに、ヨーロッパ中から来院する患者のための宿泊施設も完備されており、まるで高級ホテルのようです。

マロー先生は私より4歳ぐらい年上で、17年前といえば、年齢的にまだ若手先生でしたが、クリニックの1階にはご自身のワイナリーで作ったマローワインを販売するお店がありました。ワイナリーをもつなんて、世界の成功者の証ですよね。自分と比べて「こんなに違うのかと」思ったのを覚えています。

3日間のセミナーの内容は、1日目は座学、2日目・3日目は実際のオールオンフォーオペの見学。非常に充実した内容でした。

さらに驚いたのは診療室です。一般の診療室にもCTや胸部レントゲンなどがあり、待合室にはキッズルームも完備。オペ室もとても広く、全身麻酔やセデーションの機械がありました。

最も印象に残ったのは、マロー先生が上海からの帰国後、わざわざ診療室に挨拶に来てくださったことです。世界的に有名な先生が、名もない1人の日本人の歯科医に会うために時間を割いてくださったことに、深く感銘を受けました。

この経験を通じて、自分の中の制限が取り払われたように感じました。日本の歯科医療と海外の歯科医療の違い、特に成功した歯科医師の生活スタイルの違いを目の当たりにし、大きな刺激を受けたのです。

マロー先生への尊敬の念と、オールオンフォーの技術を学べたことへの喜びを胸に、現在も日々の診療と技術の向上に励んでいます。今後もこの経験を活かし、岡山だけでなく、広範囲の地域から来院される患者様に最高の治療を提供できるよう、全身全霊で取り組んでまいります。

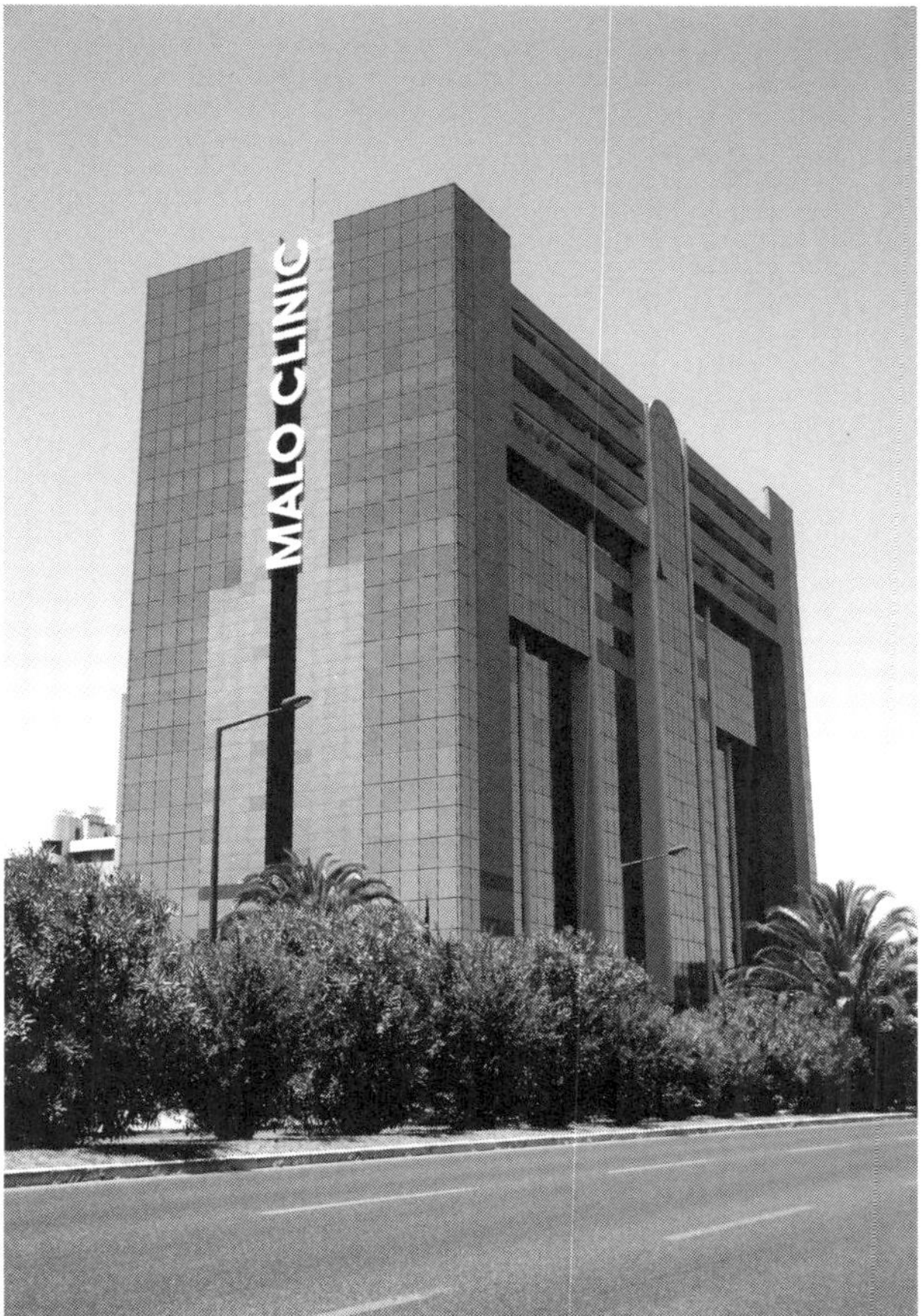

マロークリニックの外観です

# おわりに

本書を通じて、オールオンフォー治療の概要や特徴、そしてその可能性についてお伝えしてきました。この革新的な治療法は、多くの歯を失った方々に新たな希望をもたらすものです。

私がこの治療法に出会い、多くの患者様の人生を変える手助けをしてきた経験は、歯科医師としての私の人生を豊かなものにしてくれました。祖母との思い出からはじまった私の歯科医としての道のりは、常に「患者様に寄り添う」という信念に導かれてきました。オールオンフォー治療も、その延長線上にあるのです。

しかし、どんなに優れた治療法でも、それぞれの患者様に最適かどうかは慎重に判断する必要があります。本書で紹介した情報が、皆様の判断の一助となれば幸いです。

歯科医師を目指して必死で勉強し、岡山大学歯学部に入学してから、総入れ歯、インプラント治療、そしてオールオンフォー治療に対して、ずっと学び続けてきました。歯科医師は私の「天職」であり、ほとんどの歯を失った方への治療が私のライフワークだと思っています。

歯科医療の進歩は日々続いています。オールオンフォーに限らず、新しい技術や材料が次々と登場し、患者様にとってより良い選択肢が増えています。私たち歯科医師も、常に学び続け、最新の知識と技術を身につけていく必要があると感じています。

61歳になった私は、先日もオールオンフォーを受けて治療が終わった広島の方からこんなことを言われました。

「中野先生、広島から今後10年も15年も必ず通いますから、宜しくお願いします」

こうして、患者様のイキイキとした笑顔を見ると、この先、75歳までは健康に気を付けて現役で歯科医師を続けなければ……と思うのです。

最後に、本書を手に取ってくださった皆様に心からお礼申し上げます。皆様の口腔の健康と、それを通じた豊かな人生のために、これからも尽力してまいります。どうぞ、歯のことで悩みや不安がありましたら、気軽に当院の扉を叩いてください。皆様一人ひとりに寄り添い、最適な治療法を一緒に見つけていく所存です。

健やかな笑顔で過ごせる日々が、皆様に訪れますように。

## 〈ご案内〉

なかの歯科クリニックでは、岡山県在住の方を対象に無料のＬＩＮＥ相談サービスを提供しています。このサービスは岡山県在住で当院に通院可能な方のみが対象で、主な特徴は次の通りです。

・歯科院長の中野浩輔先生が直接相談に応じる
・相談料は無料
・１対１のトークで相談できる

利用方法は、下の**クリニック公式ＬＩＮＥアカウント（@nakanodc）**を友だち追加することからはじまります。ＱＲコードをスキャンして友だち追加をしてください。

スクリーンショット画像について 引用元：アプリ名「LINE」https://line.me/ja/
引用元：サービス名「LINE for Business」https://www.linebiz.com/

# LINEの友だち追加

①LINEを起動しここを押して「友だち」画面を開く

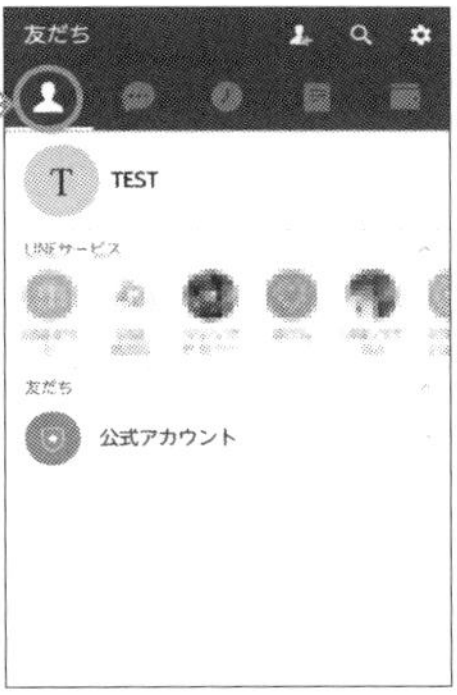


②「友だち追加」を押す

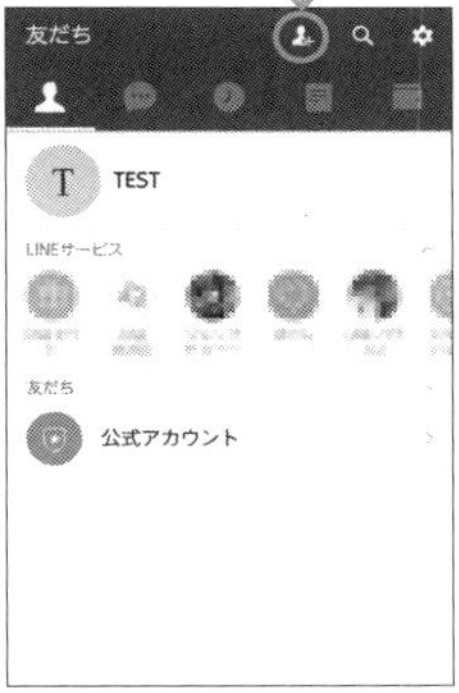


③「QRコード」を押す

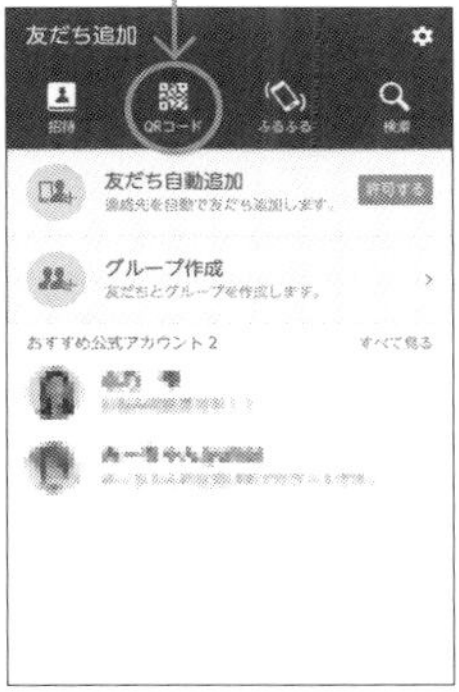


④156ページのQRコードをかざす

⑤「追加」を押して完了

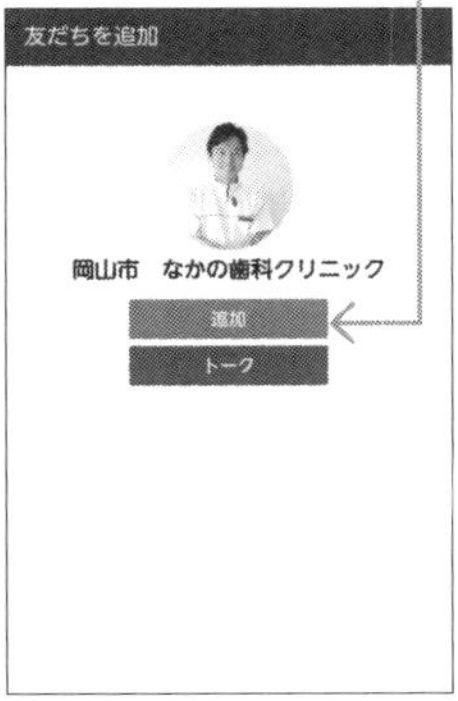


⑥「トーク」から気軽に話しかけてください

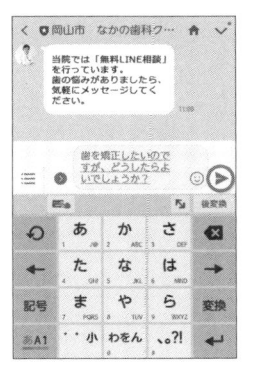

LINEの友だち追加が完了すれば、いつでも、どこでも、スマホから歯の悩みを相談できます。**「歯並びをキレイにしたい！」「歯や歯茎が痛い！」「歯を白くしたい！」「入れ歯が合わない！」「インプラントにしたい！」**など、歯の悩みが浮かんだら、LINEトークで気軽に話しかけてくださいね。

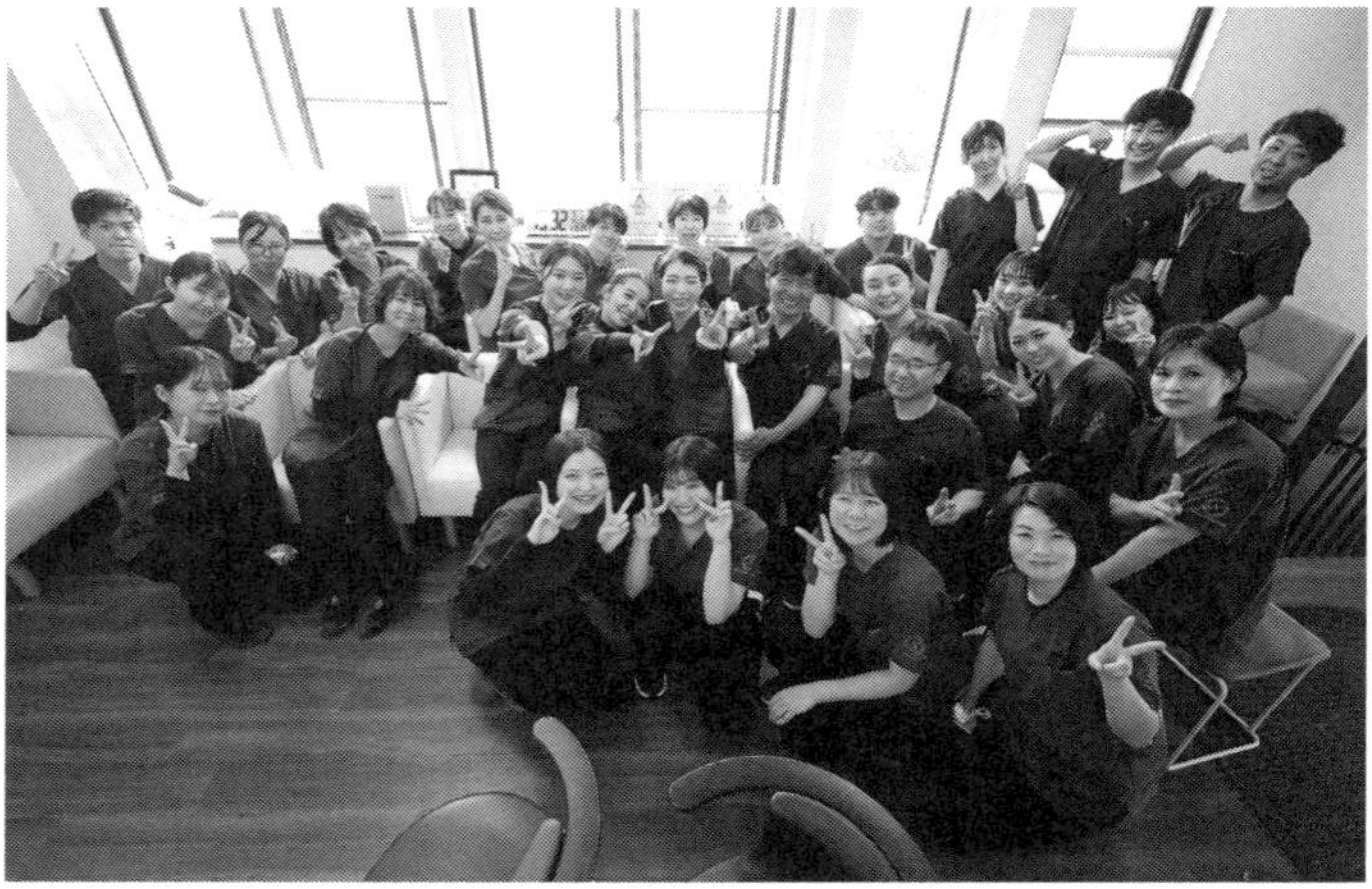

いつも頑張ってくれている当院のスタッフ達です

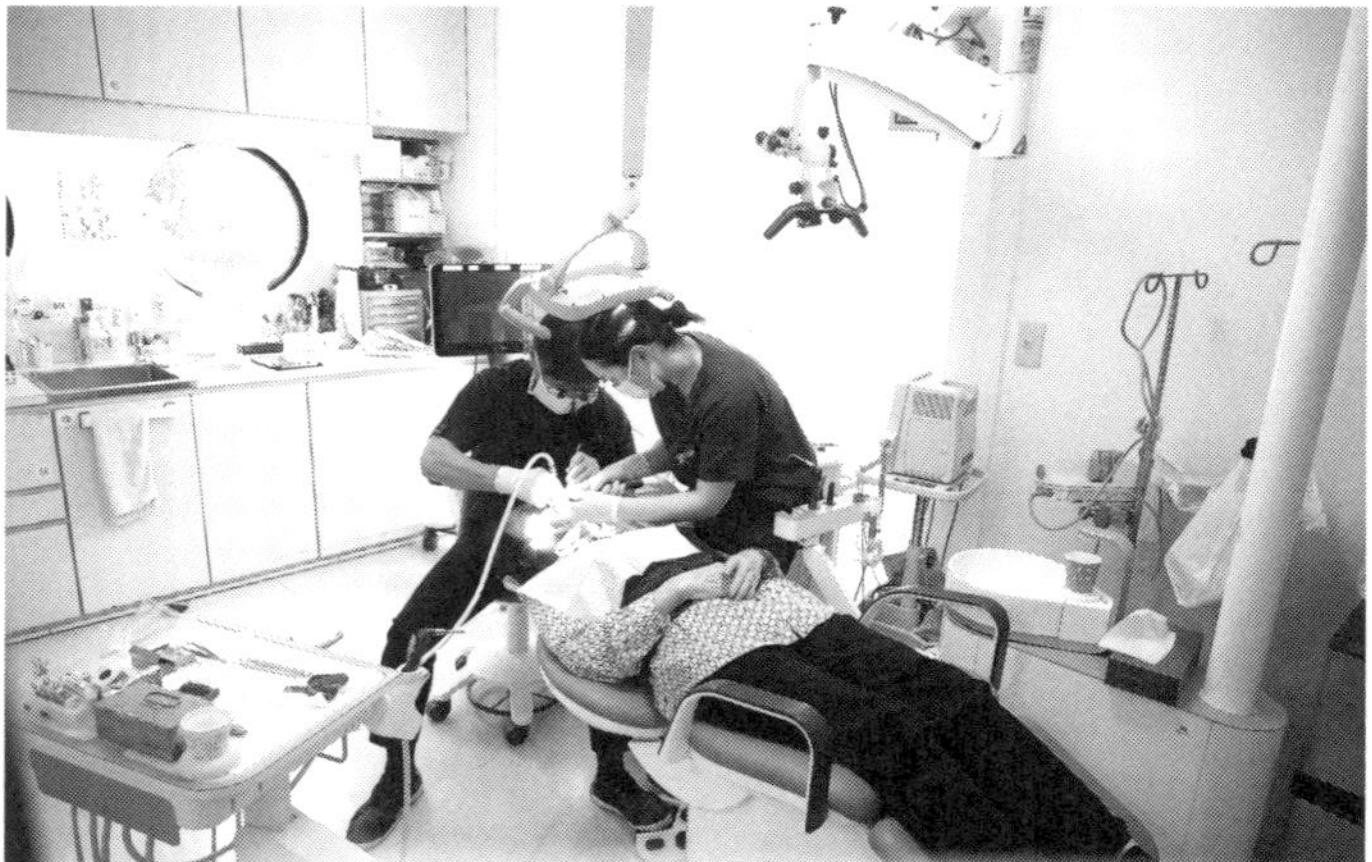

診療中の著者です

## 中野　浩輔（なかの　こうすけ）

医療法人なかの歯科・矯正歯科クリニック理事長
日本口腔インプラント学会認証医
京セラインプラント認定マイスター


１９６３年岡山県岡山市生まれ。岡山大安寺高校、岡山大学歯学部（２期生）として卒業後、岡山大学歯学部文部教官助手。

１９９２年に現在地に歯科医院を開設。「ありがとうの言葉と笑顔が溢れる日本一の歯科医院」を目指し、２０２４年現在、スタッフ数53名、歯科衛生士20名と岡山県下では最大級規模の歯科医院となる。

地元のテレビ、ラジオに番組を持ち、歯科の情報を発信。公式ＹｏｕＴｕｂｅチャンネル【なかの歯科】も登録者数１３０００名を超え人気である。

インプラント治療に関しても埋入本数１３０００本以上、オールオンフォーの症例数も４００ケース以上と中四国では最大規模を誇る。

**著書**

『より白く美しく』吉備人出版　『非常識の歯科医院経営１、２』第一歯科出版

# 1日で新しい歯を取り戻す奇跡のインプラント
## オールオンフォーが変えるあなたの未来

---

2024年11月22日　初版発行

著　者：中野　浩輔

印刷所：中央精版印刷株式会社

発　行：医療法人 なかの歯科・矯正歯科クリニック
〒700-0074 岡山県岡山市北区矢坂東町6-1
tel 086-256-4618

発　売：株式会社ビーパブリッシング
〒154-0005 東京都世田谷区三宿2-17-12
tel 080-8120-3434




ISBN 978-4-910837-71-0 C0047